L'HYDROTHÉRAPIE

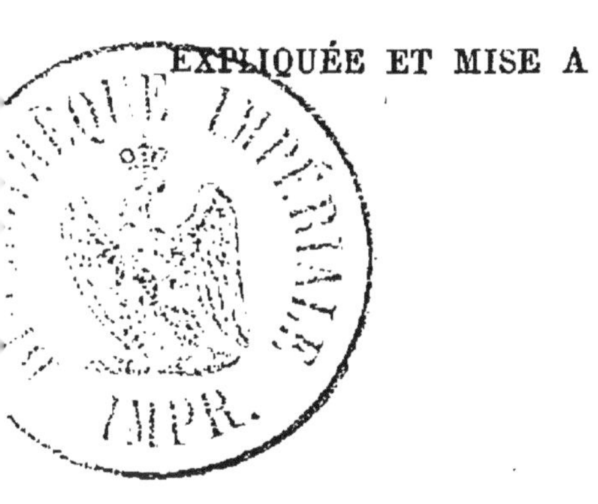

EXPLIQUÉE ET MISE A LA PORTÉE DE TOUS

L'HYDROTHÉRAPIE

EXPLIQUÉE ET MISE A LA PORTÉE DE TOUS

=

GUIDE DES MALADES

aux Établissements Hydrothérapiques

PAR LE DOCTEUR A. MAIGROT

DIRECTEUR DE L'ÉTABLISSEMENT DE SAINT-DIZIER

(Haute-Marne)

—

DEUXIÈME ÉDITION

BAR-LE-DUC

L. GUÉRIN ET Cᵢₑ, IMPRIMEURS-ÉDITEURS

RUE DE LA ROCHELLE

—

1869

AVANT-PROPOS.

L'eau froide appliquée à l'extérieur du corps à l'aide de procédés spéciaux, soit seule, soit associée à d'autres modificateurs puissants tels que les bains de vapeur ou les bains d'air chaud, devient entre des mains expérimentées un des agents les plus puissants de l'hygiène et de la thérapeutique.

Cette médication si simple, si naturelle, est connue aujourd'hui de tout le monde, au moins de nom ; c'est la médication hydrothérapique.

On sait aussi qu'il existe des établissements spéciaux, où, à l'aide d'une disposition très-ingénieuse d'appareils variés répondant à tous les besoins, cette médication est appliquée par des médecins qui, en ayant fait une étude spéciale et en ayant apprécié les effets dans une foule de maladies, connaissent par conséquent toutes les indications qu'elle peut remplir et toutes les précautions qu'exige son emploi.

Mais ce que le public ne sait pas et ce qu'il importe qu'il sache dans l'intérêt si précieux de sa santé, c'est comment agit l'hydrothérapie; il faut qu'il connaisse le secret peu mystérieux de ses succès, et qu'il puisse raisonner lui-même, en cas de maladie, l'opportunité et les chances plus ou moins heureuses de son recours à cette médication.

Si le médecin était toujours le seul juge ou le principal conseil dans ces graves questions, la peine que nous allons prendre de démontrer au public combien sont précieux les avantages de ce traitement, serait à peu près inutile, parce que presque tous les médecins les connaissent aujourd'hui, et que leurs consultations à ce sujet n'étant dictées que par l'intérêt de leurs clients, seraient pour la plupart en faveur de cette médication, et une puissante recommandation ; mais il n'en est pas toujours ainsi.

L'intervention du médecin dans les affections chroniques s'affaiblit chaque jour avec l'insuccès de ses efforts et le découragement du malade. La confiance qu'on avait en lui et l'autorité qui en provenait finissent par céder la place à des influences étrangères, et l'empirisme seul va être appelé à tirer parti de cette triste situation.

Eh bien ! c'est à ce moment de découragement du malade, à ce moment d'abandon, de ce manque de direction sérieuse et honnête, au milieu des graves perplexités d'un mal rebelle et réputé presque incurable, que l'hydrothérapie, cette ressource suprême, cette *ultima ratio* de l'art, demande à intervenir et promet encore des succès inespérés.

Ces courtes observations justifieront donc pleinement l'opinion que je viens d'émettre, qu'il est important que le public soit instruit autant qu'il peut l'être du mode d'action du traitement hydrothérapique, et qu'il soit mis au courant, devenant ainsi juge éclairé dans sa propre cause, des différentes maladies auxquelles ce traitement convient plus particulièrement.

C'est là l'objet de cette publication.

L'HYDROTHÉRAPIE.

CHAPITRE PREMIER.

FAIRE CONNAÎTRE LES SERVICES QUE L'HYDROTHÉRAPIE EST APPELÉE A RENDRE, EST UNE ŒUVRE UTILE.

Vulgus vult decipi, le vulgaire veut être trompé. Cette triste sentence rendue en face de nos misères physiques et morales et des faiblesses de l'esprit humain, n'a pas cessé depuis des siècles, malgré le progrès, malgré la diffusion plus large et plus profonde de l'instruction, d'être une désolante et honteuse vérité.

Les promesses des guérisseurs de toutes sortes se sont de tout temps imposées à la crédulité et à l'ignorance humaines ; comme de nos jours se recommandent encore à elles les miracles de la *Révalescière*.

C'est triste, mais c'est vrai.

Est-ce une raison pour ajouter dans une pensée de découragement et de tristesse amère un fatal *decipiatur* ?

Si le vulgaire est trompé à cause de son ignorance, qu'on l'éclaire, et le remède se trouvera bientôt à côté du mal.

Or, à qui revient la glorieuse mission de protéger la santé individuelle et la santé publique contre les dangereux entraînements d'une hygiène au rebours de toute règle, véritable gageure dont la vie et la mort semblent l'enjeu ; contre les dangers à court terme de la maladie aiguë et contre ceux à plus longue échéance, mais non moins certains de la maladie chronique ? N'est-ce pas au médecin ?

Indiquer un moyen de guérison, c'est donc faire une œuvre utile et servir, comme notre profession nous y oblige, la cause de l'humanité.

Sans vouloir transformer l'hydrothérapie en une panacée, nous croyons que les services qu'elle est appelée à rendre sont tellement grands, que nous considérons comme un devoir de les proclamer et de les répandre autant qu'il dépend de nous.

Cette publication, en expliquant l'hydrothérapie et en cherchant à la mettre à la portée de tous, aura donc son importance et son utilité.

CHAPITRE II.

CAUSES QUI S'OPPOSENT AU PROGRÈS DE L'HYDRO-THÉRAPIE ET A SA PROPAGATION.

Ces causes sont de plusieurs sortes : elles proviennent un peu des médecins, nous ne devons pas craindre de le dire ; elles proviennent surtout du public.

Hâtons-nous de déclarer qu'en ce qui concerne les médecins, c'est plutôt, nous le croyons, le résultat d'un excès de zèle, que d'une opposition systématique. Grâce à Dieu, une semblable opposition est devenue l'exception.

L'hydrothérapie a rallié à sa doctrine et surtout à ses succès le plus grand nombre des médecins, et si on a aujourd'hui à la défendre de ce côté, c'est bien plus contre ses propres entraînements que contre un parti pris de dénigrement ou d'abstention hostile.

Le médecin dont le rôle dans les affections chroniques tendait à s'affaiblir chaque jour en présence des résultats incertains des agents pharmaceutiques les mieux choisis et des formules les plus habiles, devait accepter avec empressement une médication qui lui promettait des succès là où il savait, par une triste expérience, qu'il n'y avait à espérer le plus souvent que des revers.

Aussi, lorsque la médication par l'eau froide, reprise aux mains de l'empirisme par notre illustre maître, le docteur Fleury ; lorsque cette médication savamment étudiée et expérimentée s'offrit à lui, riche de guérisons remarquables, obtenues dans les affections les plus variées et les plus rebelles, il s'empressa de l'accueillir, de contrôler lui-même la sincérité de ses promesses et de ses succès, et de la recommander avec confiance.

Aujourd'hui tout le monde est à l'hydrothérapie ; tout le monde veut en faire. Un réservoir placé à un certaine hauteur, une pomme d'arrosoir et un robinet ; voilà les appareils improvisés à l'aide desquels, plein de confiance dans la vertu de l'eau froide, on va tenter la guérison des maladies les plus graves et les plus invétérées.

Mais il ne s'agit pas seulement de faire de l'hydrothérapie ; il faut en faire d'une manière utile. Là où est l'erreur, c'est de croire qu'en la réduisant ainsi à sa plus simple expression, on va pouvoir tout lui demander, tout exiger d'elle et lui faire répéter ses plus brillants succès.

Ces moyens réduits de l'hydrothérapie ont une somme d'efficacité réelle que nous ne contestons pas : comme moyens hygiéniques, pour combattre certaines faiblesses de constitutions, sans trouble fonctionnel grave ou lésion anatomique sérieuse ; pour continuer des cures hydrothérapiques déjà très-avancées, et maintenir une accoutumance sans laquelle le niveau de la santé pourrait baisser de nouveau et amener des récidives.

Voilà certes de grands avantages et une part déjà bien large ; mais vouloir aller au delà, c'est compromettre une médication qui, dans

les conditions restreintes où on veut l'appliquer, est incapable de rendre les services qu'on
lui demande.

Qu'en résulte-t-il? Pour le médecin, le doute
à la place de la confiance. On ne la condam-
nera pas pour cela d'une manière absolue; ses
succès parlent trop haut et sont trop nombreux dans les cas précisément où on a échoué
soi-même ; mais on est disposé à croire qu'elle
a des contre-indications plus nombreuses que
celles qui ont été indiquées jusqu'alors. On va
lui reprocher de ne pas être une science posi-
tive, de ne pas encore avoir fait, par une statistique en bonne forme, le décompte de ses
succès et de ses revers; comme si les chiffres
arides de la statistique étaient absolument nécessaires là où la guérison est la règle et l'insuccès l'exception.

Qu'en résulte-t-il aussi pour le malade?
C'est que découragé lui-même et perdant toute
confiance dans le seul moyen de salut qui lui
reste, il va être condamné à revenir aux dé-
cevantes illusions des formules polypharma-
ques, ou des globules homœopathiques; ou encore aux tristes hallucinations du magnétisme
et des somnambules.

Pour faire de l'hydrothérapie d'une manière utile, il ne faut jamais perdre de vue que son efficacité réside entièrement dans la réaction. Si les applications de l'eau froide n'aboutissent pas à cette réaction salutaire, non-seulement la médication sera nulle, mais elle pourra être dangereuse.

Reconnaître dans quelles conditions cette réaction est facile ou difficile à obtenir; diriger et proportionner ses moyens d'action en conséquence, c'est là un des principaux secrets de l'hydrothérapie.

Plus la réaction est difficile, plus les moyens d'action doivent être puissants.

De même que la révulsion, en thérapeutique ordinaire, s'obtient d'autant plus difficilement que les congestions internes sont plus fortes, que la concentration pathologique sur tel ou tel organe est plus profonde; de même que dans ces sortes de cas les agents de la médication révulsive doivent être choisis parmi les plus actifs, si l'on veut qu'ils produisent un effet satisfaisant; de même aussi, en hydrothérapie, la réaction sera d'autant plus difficile à obtenir que les congestions viscérales seront plus fortes et plus anciennes.

De même encore il faudra que l'eau ait une pression énergique, par une chute d'au moins neuf à dix mètres; qu'elle ait une température qui ne dépasse pas douze degrés centigrades; que la douche soit très-puissante, pour assurer cette réaction dont l'absence pourrait être suivie de répercussions internes, et provoquer des mouvements congestifs dangereux.

Est-ce avec quelques gouttes d'une eau à peine froide, versée sur le corps d'une hauteur insuffisante que l'on obtiendra de semblables résultats? N'avions-nous pas raison de dire que c'était compromettre la médication que de l'appliquer avec de si faibles moyens dans de semblables conditions?

Réservons donc les appareils de famille, l'hydrothérapie à domicile, pour des cas simples et bien déterminés, et ne lui demandons pas l'impossible. Comme agent de la médication tonique, reconstitutive, faites-en l'auxiliaire puissant de l'exercice, du régime, d'une bonne hygiène, sans exclure les toniques que fournit la matière médicale, et vous obtiendrez facilement la guérison de la chlorose, de l'anémie au début, de certaines formes de dyspepsie. Vous abrégerez des convalescences qui pourraient se prolonger longtemps à la suite de maladies graves, de pertes de sang, de fatigues excessives, etc. Mais lorsque vous aurez affaire à des anémies anciennes avec congestions chroniques, comme elles le sont presque toutes ; à des chloroses invétérées, des névroses, des paralysies nerveuses ou rhumatismales, des rhumatismes musculaires ou articulaires chroniques etc., etc.; toutes les fois en un mot qu'il faudra exercer sur tout l'organisme une action puissante, régulatrice des grands systèmes de l'innervation et de la circulation capillaire générale ; une révulsion énergique pour décongestionner un organe important ; ne comptez pas sur l'hydrothérapie à domicile, quelle que soit la perfection des appareils employés, elle sera complétement impuissante.

§ I.

PRÉJUGÉS FONDÉS SUR L'IDÉE FAUSSE DE REFROIDISSEMENT.

Les personnes qui ne connaissent pas la complète innocuité des applications hydrothérapiques, s'imaginent que rien n'est plus difficile à supporter qu'un pareil traitement. Elles ont le frisson, rien qu'à la pensée de recevoir de l'eau froide sur le corps, et dans leur esprit, le résultat à peu près certain d'une semblable imprudence, est pour le moins un rhume, une fluxion de poitrine ou une pleurésie. Et si vous leur affirmez qu'une des pratiques les plus ordinaires et les plus innocentes de cette médication en même temps qu'une des plus efficaces, consiste à recevoir sur le corps en sueur, une douche froide en pluie, véritable rivière qui l'inonde, vous vous exposez à ne pas être pris au sérieux et à voir votre bonne foi et votre véracité mises en très-forte suspicion.

L'opinion qui attribue de graves dangers, soit à l'ingestion de l'eau froide, soit à son application à l'extérieur, le corps étant en sueur, est fort ancienne et fort répandue. Elle s'appuie sur des observations de maladies graves, de morts subites même, survenues dans de semblables circonstances, et publiées par les auteurs. On cite l'histoire d'Alexandre, qui, sans l'habileté de son médecin, aurait peut-être trouvé la mort et la fin de son ambition dans les eaux du Cydnus qu'il avait eu l'imprudence de traverser à la nage, ayant le corps couvert de sueur, après une journée de fatigue. Mais sans aller si loin chercher des exemples célèbres, ne voyons-nous pas, dit-on, tous les jours des accidents, des maladies plus ou moins graves survenir à la suite de refroidissement ?

J.-J. Rousseau a cherché dans son *Emile* à détruire cette opinion, sans pouvoir y parvenir malgré son autorité. « Toutes les fois qu'Emile aura soif, je veux, dit-il, qu'on lui donne à boire de l'eau pure et sans aucune préparation, pas même de la faire dégourdir, fût-il tout en nage, et fût-on au cœur de l'hiver ».

L'autorité de ces préceptes basés sur une prétendue infaillibilité des instincts naturels, ne pouvait prévaloir contre des faits qui, n'étant pas interprétés comme ils devaient l'être, restaient avec toute leur gravité.

Les appréhensions du public à l'égard de l'eau froide et de la transition subite du chaud au froid ont donc persisté jusqu'à présent, trouvant dans des faits mal compris une certaine justification

Quelle est la signification réelle de ces faits ? c'est là ce qu'il importe de bien déterminer.

Nous croyons qu'il n'y a dans tout cela qu'une confusion dont le mot refroidissement est la véritable cause.

Nulle doute que si l'action de l'eau froide devait forcément aboutir à un refroidissement, c'est-à-dire à une perte de chaleur réparée trop lentement, ce serait courir un danger réel que de s'y exposer. Mais il n'en est pas toujours ainsi ; cela n'a lieu ordinairement que si l'action du froid est trop prolongée. Séduit par une délicieuse mais perfide fraîcheur, on se sera laissé aller trop longtemps aux douceurs du repos sur les bords de la fontaine dans les eaux de laquelle on s'était désaltéré. Il se sera produit une soustraction trop forte de la chaleur du corps, une suppression plus ou moins complète de la transpiration. La réaction étant rendue impossible par une inaction trop prolongée, il en résulte alors une concentration du sang à l'intérieur, qui peut devenir la cause des plus graves accidents.

Supposez au contraire que vous trouvant dans les mêmes conditions, vous forciez l'organisme qui n'aura été surpris et déprimé que pendant un instant très-court, à réagir énergiquement contre l'action du froid, en repre-

nant de suite la marche ou l'exercice interrom-
pu, en ramenant ainsi la chaleur du corps à son
degré normal, vous ne vous serez pas refroidi
et vous ne courrez pas le moindre danger.

C'est une simple question de limite et de
durée, de mesure et d'opportunité.

Citons des exemples qui seront plus saisis-
sants. En visitant des ateliers, des usines où
les ouvriers manient le fer au milieu de véritables fournaises, on voit ces ouvriers, le corps
presque nu et couvert de sueur, interrompre
à chaque instant leur travail pour aller à la
pompe voisine étancher la soif qui les dévore.
Je connais des ouvriers qui boivent ainsi dans
leur journée de travail jusqu'à vingt litres
d'eau fraîche, et je n'ai jamais vu le moindre
accident en être la conséquence. Quelle est
la raison de cette immunité en apparence
si extraordinaire ? elle est très-simple : l'ouvrier
reprenant immédiatement son travail, réagit
d'une manière suffisante contre l'action mo-
mentanée du froid, il n'y a eu qu'une très-légère
soustraction d'un calorique en excès ; la peau
n'a pas cessé d'être inondée par la sueur ; il
n'y a pas eu de refroidissement et par conséquent pas de danger couru.

Qu'un individu ayant le corps en sueur, à la suite d'un exercice modéré, se plonge dans l'eau froide et n'y reste que quelques secondes, une minute ou deux au plus ; pas assez longtemps pour qu'un frisson glacial vienne le saisir, annonçant une concentration du sang à l'intérieur ; il ne lui arrivera aucun accident ; il éprouvera au contraire au sortir de l'eau, une chaleur douce et bienfaisante, véritable chaleur du sang que connaissent tous ceux qui prennent des bains froids et surtout des douches froides.

Au milieu des scènes si douloureuses de l'invasion dont le souvenir émeut encore si tristement notre patriotisme, on raconte que les Cosaques, ces rudes hommes du nord, cassaient la glace de nos rivières pour pouvoir plonger dans l'eau froide leur corps couvert de sueur par la fatigue, et que loin d'y laisser leurs os, ce que nous n'aurions pas beaucoup regretté, je l'avoue, ils n'en étaient malheusement que plus forts et plus acharnés au pillage.

C'est de ce genre de bains, pour le dire en passant, qu'est venu le nom de bains russes que l'on donne aux bains de vapeur suivis d'une douche froide ou d'une immersion dans l'eau froide ; ces bains d'une si grande puissance, qui sont une des pratiques les plus importantes de l'hydrothérapie, et dont on a dit, en se servant d'une comparaison fort juste, qu'ils constituaient pour le corps de l'homme une véritable trempe d'acier.

Il ne faudrait pas conclure de tout ce qui précède, qu'à la condition de se maintenir dans des limites convenables de durée, l'administration des bains froids sera toujours complétement innocente.

Il y a des circonstances où le passage brusque d'une température élevée à une température plus basse peut avoir de graves inconvénients.

Ainsi, par exemple, si à la suite d'un violent exercice, d'une course rapide qui auraient produit une accélération très-grande de la circulation et de la respiration, un afflux sanguin vers le cœur et les poumons bien au-delà des proportions normales ; si dans de semblables conditions, dis-je, on buvait de l'eau froide en abondance, si on se plongeait dans l'eau froide, ce serait commettre une bien grande imprudence, tout le monde le comprendra.

Certains individus pourraient peut-être le faire impunément; mais d'autres, surtout s'ils étaient disposés aux congestions, pourraient s'en trouver fort mal.

Le premier effet de l'eau froide étant de produire un refoulement du sang à l'intérieur, il serait à craindre que ce brusque refoulement venant s'ajouter à la congestion trop forte qui existe déjà, n'amenât une distension exagérée des vaisseaux sanguins, et par suite une hémorragie interne, une syncope ou tout autre accident qui pourrait être mortel ; il ne serait plus temps de réagir ; le coup serait porté et serait irrémédiable.

Comme tous les agents doués d'une grande puissance, l'eau froide dans ses applications au corps de l'homme, dans le but de lui rendre la santé, demande donc à être maniée avec une grande prudence et exige de la part du médecin et de celle du malade les plus grandes précautions.

On peut affirmer que l'hydrothérapie a fait de cette puissance l'instrument docile et toujours exempt de danger de ses pratiques les plus usuelles, et que les malades qui s'y soumettent dans nos établissements finissent, au bout de quelques jours, non-seulement par ne plus les redouter, mais même par ne plus y faire attention, que pour le bien-être qu'ils en éprouvent, pour la force et la vigueur qui ne tardent pas à en être les résultats.

§ II.

PRÉJUGÉS FONDÉS SUR L'IDÉE QUE LA FAIBLESSE DES MALADES S'OPPOSE A L'EMPLOI DE CE TRAITEMENT.

Depuis quelques années, la répulsion qu'inspirait aux malades la médication dont l'eau froide est la base est devenue beaucoup moins forte, il faut le reconnaître, et beaucoup moins générale. Opposant à des préjugés que le raisonnement est impuissant à détruire, la multiplicité de ses succès et l'innocuité incontestable de ses procédés attestée par des malades de plus en plus nombreux, l'hydrothérapie a déjà triomphé de bien des résistances, mais il lui reste beaucoup à faire ; il ne faut pas se le dissimuler.

Ecoutez les objections :

Le passage d'une température élevée à une température basse, la transition du chaud au froid, lorsque le corps est en sueur, n'offrent pas tous les dangers que nous nous étions imaginés ; nous avons voulu voir de près, nous rendre compte, et ce monstre est devenu pour nous, nous l'avouons, la fable des bâtons flottants. L'hydrothérapie a su tirer parti de ces puissants modificateurs, la chaleur et le froid, et leur imposer une réglementation exempte de danger ; elle est parvenue à gouverner les forces vitales elles-mêmes, en agissant sur le système nerveux et la circulation capillaire, comme on est parvenu à gouverner la vapeur et l'électricité, ces forces si redoutables.

Tout cela est vrai, nous le reconnaissons.

Mais en raison même de cette puissance, l'hydrothérapie n'est-elle pas une arme à deux tranchants, un jeu à quitte ou double en quelque sorte, où les désespérés de la science et de la douleur osent seuls aller risquer leur enjeu, leur vie ?

Cette médication ne sera jamais qu'une médication exceptionnelle, parce qu'elle exige, pour être supportée, une force que les malades n'ont malheureusement pas ; sans cette force il n'y a pas de réaction possible. Or, vous reconnaissez vous-mêmes que sans réaction, le traitement est de nul effet et peut même être dangereux.

Pourrez-vous impunément plonger dans l'eau froide ce corps si frêle et si débile, condamné depuis si longtemps par l'impuissance musculaire à une inaction presque complète, réduit à une maigreur qui touche presque au marasme ; exposer ces organes auxquels une atmosphère de serre chaude conserve seule le peu de chaleur vitale qui leur reste encore ; cette poitrine si délicate dont une toux habituelle trahit les prédispositions morbides, aux brusques mouvements alternatifs de chaleur et de froid, d'afflux et de retrait du sang que vont leur imprimer vos procédés hydrothérapiques?

On ne nous reprochera pas d'avoir affaibli les objections ; les voilà reproduites, à la formule près qui peut varier, telles que nous les avons entendues et telles qu'on les fait tous les jours. Nous allons y répondre.

Si ce n'est pas un article de foi avec lequel on ne puisse discuter ; si ce n'est pas un parti pris de soutenir quand même cette opinion, il est impossible qu'elle puisse résister un seul instant aux affirmations absolues des médecins qui font de l'hydrothérapie, et qui peuvent, si on les y force, présenter des milliers de faits revêtus de toutes les garanties scientifiques désirables, qui tous démontreront d'une manière péremptoire la fausseté de ces assertions.

Cette opinion, malheureusement si répandue encore dans le public et même parmi les médecins, est d'autant plus fâcheuse et d'autant plus regrettable, que ce sont précisément les malades qui se trouvent dans de semblables conditions qui ont le plus besoin de ce traitement, qui en profitent le plus et que même pour eux il n'y en a pas d'autre qui puisse le remplacer.

S'il y a une vérité incontestable, c'est bien certainement celle-ci, à savor que l'hydrothérapie est surtout la médication des personnes faibles ; elle ne convient même qu'exceptionnellement aux personnes fortes, celles-ci en effet étant plus exposées que les autres à des réactions trop fortes et par conséquent dangereuses.

L'hydrothérapie bien appliquée n'est jamais un traitement pénible, douloureux ; les instruments de supplice, de torture, de mise à la question dont elle se sert, n'existent que dans certaines imaginations ; il n'y a de question appliquée qu'à la maladie dont le patient a le bonheur de se voir bientôt débarrassé. Il y a des appareils très-ingénieux dont la disposition est graduée suivant la force des personnes ; il y a un emploi méthodique, rationnel, des procédés hydrothérapiques, depuis la simple lotion à l'aide d'une éponge jusqu'aux douches les plus fortes ; il y a une durée d'application qui varie depuis quelques secondes, à une, deux ou trois minutes, toujours suivant la force des personnes ; il y a enfin tout ce qui peut assurer aux malades, quelle que soit leur faiblesse, les chances de sortir d'un cercle vicieux pathologique dont les agents ordinaires de la thérapeutique ont été impuissants à les tirer, et dans lequel ils tournent fatalement vers une terminaison funeste.

Ce qu'on peut affirmer encore, sans craindre d'être démenti, c'est que les malades qui s'effrayaient le plus au début de leur traitement, deviennent souvent vers la fin les plus intrépides baigneurs. La sensation de bien-être qu'ils éprouvent est tellement grande qu'ils sont toujours disposés à abuser de la durée des douches. L'eau froide devient pour eux un nouvel élément, et si on les laissait faire, ils seraient toujours dans l'eau.

Rentrés chez eux, ils se hâtent d'installer des appareils domestiques qui leur permettent de reprendre de temps en temps cette cure d'eau froide dont leur santé a éprouvé de si grands bienfaits et qui est maintenant pour eux un véritable besoin ; devenant ainsi les propagateurs convaincus de cette hydrothérapie à domicile, qui est appelée à rendre un jour de si grands services, véritable médication de l'avenir.

Mais en admettant même qu'il y ait au début quelques impressions désagréables produites par l'eau froide, est-ce que le malade qui a la ferme volonté de guérir, ne se résigne pas souvent à des choses bien plus pénibles, à des sacrifices bien autrement douloureux pour recouvrer la santé ? Dans tous les cas, ces premières impressions qui ne durent que quelques secondes au début des premières douches, ne tardent pas à disparaître. Au bout de quelques jours les malades sont complétement aguerris, et nous voyons toujours les moins braves en commençant, se montrer ensuite les plus fiers de leur bonne tenue sous la douche et de leur courage à la supporter.

CHAPITRE III.

DU MODE D'ACTION DE L'HYDROTHÉRAPIE.

Le corps de l'homme est un composé d'organes, à chacun desquels le Créateur a assigné
une fonction, dont le but commun, harmo-
nique, est la conservation de l'être.

Le fonctionnement de tous ces organes est
la vie.

La force qui les met en jeu est la force vitale.

La santé est le résultat du maintien de leur
composition normale, et de la régularité de
leurs fonctions. C'est un équilibre, c'est une
harmonie, dont le moindre dérangement produit la maladie, cette éternelle menace de destruction de l'être.

Les maladies sont produites par des modifications qui portent soit sur la force vitale, soit
sur les organes, soit sur leurs fonctions.

Mais il est bien rare, en pathologie, que ces
modifications restent essentielles, indépen-

dantes les unes des autres. Ainsi une altération de la force vitale détruira nécessairement l'équilibre et l'harmonie organiques; les fonctions commenceront par se troubler, et l'organe finira par subir un changement plus ou moins persistant, plus ou moins grave dans ses éléments anatomiques.

De même aussi un trouble fonctionnel ou une lésion organique finiront par réagir sur la force vitale elle-même, par réagir l'une sur l'autre et se combiner de différentes manières, entraînant l'organisme dans une évolution morbide qui complique et entretient la maladie et rend souvent bien difficile l'intervention du médecin.

Telles sont ordinairement les conditions pathologiques dans lesquelles les affections chroniques commencent, se développent et s'entretiennent indéfiniment. Prenons des exemples :

Sous l'influence de passions morales tristes, dépressives, la force vitale devient moins active ; l'appétit se perd, les fonctions de l'estomac se troublent, la nutrition languit, le sang s'altère, s'appauvrit, l'anémie survient ; des congestions internes se produisent ; la peau privée de chaleur et de circulation devient sèche, aride, ne fonctionne plus; la vie sans force pour réagir commence à abandonner la lutte et se concentre à l'intérieur sur les principaux organes auxquels elle semble demander un refuge contre la destruction qui la menace; voilà un premier et assez triste tableau.

Supposons que ce soit une cause mécanique, matérielle, qui amène tout d'abord le trouble dans les fonctions d'un organe important, l'estomac, le foie, la matrice par exemple; les mêmes désordres ne tarderont pas à se produire; les mêmes réactions réciproques ne manqueront pas de se faire; la digestion troublée primitivement ou secondairement amènera un ralentissement de la nutrition; la dépense ne sera plus compensée par la réparation; les forces vont s'affaiblir, le sang s'appauvrir; l'anémie avec tout son cortége de congestions, d'accidents nerveux multiples, va devenir maîtresse absolue de cet organisme en désordre, et ainsi de suite jusqu'à la fin, comme dans le premier cas. Cercle vicieux, enchaînement fatal!

Que va faire la médecine ordinaire en présence d'un état pathologique si complexe, avec les ressources thérapeutiques dont elle dispose ?

Il n'est pas possible de recourir à la saignée générale comme moyen de déplétion, de décongestion; elle pourrait être mortelle. Les applications de sangsues sur l'organe congestionné produiraient un soulagement de trop courte durée. La faiblesse du malade augmenterait en raison de la perte de sang qu'il aurait subie, et la congestion se reproduirait avec la même intensité. Il n'y aurait plus qu'une goutte de sang dans les veines qu'elle viendrait encore alimenter cette congestion.

Les révulsifs, à condition qu'ils seront énergiques et que leur action sera entretenue assez longtemps, répondent à une indication plus rationnelle. Ce sont eux bien certainement qui donneront les plus grandes chances de succès; mais avec eux encore que de fausses promesses, que de déceptions! La douleur qu'ils occasionnent épuise un système nerveux privé déjà de sa force régulatrice; les suppurations entretenues enlèvent à la constitution le peu de force qui lui reste; et si des toniques appropriés et bien tolérés par l'estomac ne viennent pas lutter avantageusement contre cet épuisement, cette déperdition des forces, le remède finira par être plus nuisible qu'utile.

Les purgatifs à titre de déplétifs et de révulsifs internes rendent quelquefois de grands services ; mais bien souvent ils échouent ; leur action du reste est forcément maintenue dans des limites étroites que l'intolérance des organes digestifs, par suite d'une irritabilité très-grande, ne permet pas de dépasser.

Les toniques sont impérieusement commandés par les besoins d'une constitution appauvrie ; il faut rendre au sang la richesse qui lui manque ; il faut lui rendre l'activité de sa circulation.

Le cœur bat mollement et faiblement ; un bruit de souffle accusateur, véritable plainte qui lui échappe à chacun de ses mouvements, annonce une insuffisance à laquelle il faut remédier. Il faut rendre aux vaisseaux capillaires la contractilité qu'ils ont perdue et qui joue un si grand rôle dans la production de ces congestions dont sont constituées la plupart des maladies chroniques, comme on le reconnaît aujourd'hui.

Toutes ces indications ne peuvent être remplies que par les toniques et les stimulants.

Mais ces toniques et ces stimulants, comment seront-ils supportés?

Quels soins et quelle prudence il va falloir apporter dans leur choix et dans leur administration !

Dans la matière médicale, nous avons, parmi les principaux, le fer et le quinquina ; mais par quel artifice de préparation pharmaceutique arriverons-nous à faire digérer du fer à des estomacs qui peuvent à peine supporter du bouillon et les aliments les plus légers?

Sous l'influence d'une irritabilité nerveuse extrême, conséquence de l'anémie, l'afflux sanguin physiologique qui se produit vers l'estomac pour le travail de la digestion, dépasse de beaucoup les proportions normales ; aussi, à peine le malade a-t-il ingéré quelques aliments qu'il survient des douleurs gastriques, des bouffées de chaleur au visage, indiquant une action locale trop excitante et une congestion sanguine exagérée.

On est alors obligé de revenir à une diète plus ou moins sévère, très-préoccupé de cette intolérance de l'estomac qui s'oppose à toute espèce d'action médicamenteuse.

Il faudrait une médication qui respectât

cette impuissance des organes digestifs, et qui résolût ce problème pathologique : donner de l'appétit, rétablir les digestions et les fonctions nutritives, sans toucher à l'intérieur de nos organes, en ne prenant son point d'appui à l'extérieur que sur la peau qui peut se prêter, elle, à toutes sortes d'actions graduées et savamment combinées, et en agissant par son intermédiaire sur les organes avec lesquels elle est en relation intime.

Or, l'hydrothérapie a résolu ce problème depuis longtemps, et elle le résout tous les jours dans le traitement des affections chroniques.

C'est vers la peau qu'elle dirige, par conséquent, tous ses moyens d'action ; il est donc important de connaître en quoi consistent les fonctions de cet organe. Nous allons entrer à ce sujet dans quelques détails scientifiques qui sont indispensables pour faire comprendre le mode d'action de l'hydrothérapie ; nous tâcherons de les rendre aussi clairs que possible.

Organe du tact et du toucher, la peau est en rapport avec le système nerveux par le corps papillaire, dont la texture nervoso-vasculaire si fine, si délicate, est l'épanouissement des nerfs qui émanent de l'axe cérébro-spinal.

Les sensations de chaleur et de froid, les sensations de contact qui varient suivant la nature des corps, depuis la douceur de la soie, le chatouillement de la plume, jusqu'à la rudesse des corps les plus grossiers ; toutes ces sensations sont perçues par la peau et transmises au système nerveux qui en reçoit des impressions favorables où défavorables, et les irradie dans les différents organes.

La médecine a cherché de tout temps à tirer parti de cette sensibilité tactile, et il existe une médication qu'on pourrait appeler de contact, qui n'est basée que sur cette propriété spéciale de la peau.

Le contact de la chaleur à l'aide de linges chauds ou de cataplasmes, sur un organe douloureux, enflammé, produit une action bienfaisante que nous constatons tous les jours ; cette action peut être attribuée autant à la sensation douce et agréable de la chaleur perçue par la peau, qu'à la modification produite dans la circulation capillaire.

Le contact des corps doux, de la laine, de la ouate, du duvet de cygne, de la soie, est utilisé fort souvent en médecine, et produit des effets calmants et résolutifs qui feraient envie à bien des agents spéciaux de la matière médicale, beaucoup plus énergiques.

La flagellation, l'urtication, le massage, les différents genres de frictions, ne sont-ce pas là encore de puissants agents de la médication de contact ?

La percussion de la peau produite par nos douches est un véritable massage, qui s'adresse à la sensibilité tactile aussi bien qu'à la contraction musculaire, et c'est un élément très-puissant du traitement hydrothérapique.

La grande médication thermale, les bains ordinaires et médicamenteux, ne doivent, selon nous, leur efficacité qu'à une action de contact qui varie suivant la température et la nature des principes minéraux que ces eaux renferment.

On a expliqué ces effets par une sorte d'absorption nerveuse ; Scoutteten de Metz, par une action électrique. Ce qu'il y a de plus certain, c'est qu'il y a surtout une action de contact, une action dynamique qui s'exerce sur les expansions nerveuses de la périphérie, se réfléchit vers les centres nerveux et s'irradie vers les organes ; et que c'est à cette stimula-

tion nerveuse que l'on doit attribuer les principaux effets de cette médication.

La peau est non-seulement l'organe du toucher, elle est encore un organe d'absorption,
d'excrétion et d'exhalation.

Comme organe d'absorption, elle absorbe
l'oxygène de l'air qui agit sur le sang des vaisseaux du réseau capillaire ; il se produit une
réaction semblable à celle qui s'opère dans les
poumons pour la transformation du sang vei-
neux en sang artériel ; l'acide carbonique et
l'eau qui proviennent de cette décomposition
sont éliminés par la peau avec production de
chaleur comme ils le sont dans la respiration.
La peau est donc un organe respiratoire, et à
ce point de vue elle joue un rôle considérable
dans le mécanisme de la vie ; l'importance de
son intégrité ressort donc encore ici d'une manière incontestable.

C'est enfin un organe d'excrétion. En cette
qualité elle est chargée d'éliminer, de rejeter
au dehors une foule de matériaux qui ont servi,
de détritus usés dont la présence dans le sang,
dans l'économie, serait incompatible avec le
maintien de la santé. C'est vers la peau que
se produisent les crises dans les maladies ;

les principes morbifiques dont la nature cherche à se débarrasser, sont éliminés par elle
aussi souvent que par les autres organes excréteurs.

La chaleur qui se produit dans le mouvement de décomposition du sang que nous
avons signalé dans les capillaires du réseau
cutané, produit une sécrétion aqueuse qui se
traduit à l'extérieur par une transpiration qui,
pour être insensible, n'en est pas moins réelle,
et dont la continuation est indispensable à la
santé.

C'est cette sécrétion aqueuse exhalée par la
peau qui prend le nom de sueur, lorsqu'elle
devient plus abondante par le fait d'une excitation passagère de la circulation cutanée.

Tout le monde sait le rôle important que
joue la sueur dans la santé et dans la maladie;
on ne sera pas surpris que l'hydrothérapie s'en
serve comme d'un auxiliaire puissant et en
fasse un des agents les plus sûrs de la médication dépurative et révulsive.

Reliée au système nerveux cérébro-spinal
et à la grande circulation, la peau n'est en
aucun point isolée et indépendante des organes intérieurs; elle est en corrélation intime

avec eux : corrélation de fonction, corrélation de maladie.

Nous voyons fort souvent des maladies internes avoir un retentissement vers la peau et se traduire par des affections cutanées de forme variable. Un grand nombre d'entre elles sont entretenues par exemple par des maladies des organes digestifs. Les gourmes, chez les enfants, coïncident ou alternent presque toujours avec des affections catarrhales, soit des organes respiratoires, soit des organes digestifs.

Dans les affections chroniques, la peau est pâle et décolorée, privée de chaleur ; ses fonctions semblent être entièrement abolies ; on dirait qu'elle meure la première en quelque sorte.

Dans les affections aiguës, sans parler des fièvres exanthématiques, combien de manifestations importantes ne se produisent pas à la peau ?

Toutes ces considérations doivent faire comprendre l'importance de l'intégrité des fonctions de cet organe et de leur conservation pour le maintien de la santé.

Aussi, cette partie si importante de l'hygiène a été de tout temps l'objet des préoccupations sérieuses de tous les pouvoirs qui se sont succédé dans les sociétés primitives et chez les peuples anciens. Législation religieuse ou politique, Forum ou Sinaï ; Lycurgue ou Moïse, le but est le même, la conservation de l'espèce par des pratiques sanitaires dont l'oubli était la source des plus graves maladies.

Les gymnases et les bains, ces deux grandes institutions de l'hygiène chez les Grecs et les Romains, avaient pris une importance d'autant plus remarquable que notre époque en est presque entièrement privée.

Hygiène d'entraînement et de vigueur, et de conservation de la plasticité des formes, si en honneur chez les anciens, les exercices du gymnase et les bains étaient devenus une des principales nécessités de leur existence.

« Les bains n'ont plus de charme pour moi », dit Ulysse dans l'Odyssée d'Homère. Hector ne prenait sa nourriture qu'au sortir des bains, et la princesse Nausicaa se baignait dans les eaux d'un fleuve.

Les principales villes de la Grèce avaient de somptueux édifices destinés aux bains, et ouverts à toutes les classes de la population. Chez les Romains, les bains ne furent pas moins en honneur. Il n'existe pas en France de station thermale un peu importante, où l'on ne trouve des ruines romaines, véritables monuments élevés par eux au culte de la santé. Les ruines des bains de Néron, de Dioclétien, de Titus, de Trajan, attestent la magnificence qu'ils apportaient dans ces constructions, et font avec les nôtres un contraste où la grandeur de ces peuples fait trop ressortir notre infériorité.

Les Romains connaissaient les ressources précieuses des bains froids au point de vue de l'hygiène et même de la thérapeutique.

Antonius Musa, ayant réussi à guérir l'empereur Auguste par les bains froids, la vogue s'en établit; se baigner dans l'eau froide devint une affaire de mode et un moyen de faire sa cour au souverain; et l'on vit Sénèque le philosophe, se faire une gloire de traverser le Tibre à la nage dans les plus grands froids de l'hiver.

En France, autrefois, on avait la coutume d'offrir un bain aux personnes que l'on invitait à dîner.

Les chevaliers prenaient un bain avant la cérémonie de leur ordre.

Louis XI, entouré de tous les seigneurs de la cour, se rendait publiquement aux bains.

Mais toutes ces coutumes ont fini par se perdre, et l'usage des bains chauds publics n'existe plus en France depuis longtemps.

De nos jours on prend des bains quand on est malade ; et encore, c'est souvent une affaire d'état qui engage sérieusement la responsabilité du médecin. Mettre un malade dans les bains, comme disent les commères de village, quelle importante opération !

On en prend aussi en bonne santé, comme moyen d'hygiène et de propreté. Mais combien y a-t-il de personnes, même dans les classes aisées, qui les considèrent plutôt comme une affaire de luxe, que comme une chose absolument utile ? Quelle déplorable incurie de soi-même !

Dans les villes il y a des établissements de bains ; on y va quelquefois ; mais dans les campagnes, si la rivière n'était pas là, et si quelque accident n'y faisait pas tomber certains individus, jamais leur simple et primitive personne, à l'exception de leur nez et de leurs oreilles, et encore, ne connaîtrait peut-être l'impression de l'eau froide.

Et cependant ces mêmes personnes, si peu soucieuses d'elles-mêmes, comprennent parfaitement pour leurs animaux la nécessité de ces soins de propreté et de cet entretien de la peau, qui sont des garanties certaines de la conservation des formes et de la santé.

L'existence de ces êtres ne doit cependant pas leur être plus précieuse que la leur. Ils pansent leurs chevaux ; ils nettoient l'écorce de leurs arbres ; mais leur écorce à eux, pourquoi n'en prennent-ils pas plus de soin ?

Une telle insouciance et une telle incurie sont une honte pour notre époque, je ne crains pas de le dire hautement. On organise des sociétés de tempérance, des sociétés contre l'abus du tabac ; pourquoi ne créerait-on pas des sociétés d'hygiène, qui auraient pour but de répandre parmi les classes inférieures la connaissance de tout ce qui est nécessaire à la conservation de la santé ? Croit-on que la force et la vigueur que l'on aura acquises soi-même par les saines pratiques de l'hygiène, ne seront pas plus précieuses à transmettre à ses enfants, que les germes dégénérés de la scrofule ou du tubercule, véritable semence de la mort mêlée à celle de la vie ?

Il est incontestable que l'hydrothérapie pourvoit à toutes ces nécessités de l'hygiène d'une manière très-large et qui ne laisse rien à désirer sous aucun rapport. Les milliers de litres d'eau froide qu'on reçoit sur le corps pendant la cure hydrothérapique, ne laissent aucun pli de la peau qui ne soit lavé, massé et frictionné, presque sans interruption.

Les téguments finissent par acquérir une netteté et une souplesse que les procédés de la balnéation orientale elle-même ne rendraient pas plus parfaites.

Mais, indépendamment de ces précieuses ressources accordées à l'hygiène, l'eau froide, en activant les fonctions de la peau, en les maintenant dans un juste et salutaire équilibre avec nos autres organes, devient le plus puissant levier pathologique dont la médecine puisse se servir pour la guérison des maladies.

Le docteur Fleury a tracé de main de maître, avec une autorité que nous sommes heureux d'invoquer, et dans un langage médical que l'on ne peut trouver nulle part aussi élevé que dans son grand Traité d'hydrothérapie, ses appréciations qui sont complètement les nôtres, sur le sujet que nous traiton

« Les douches froides, révulsives, excitante
toniques, reconstitutives, fournissent au mé
decin un agent curatif d'autant plus précieu
qu'il n'a pas de succédané, et que je le cons
dère comme infaillible ; car par leur actio
révulsive, les douches combattent la lésio
locale, la staze sanguine ; par leur action r
constitutive, elles font disparaître les caus
générales de la maladie.

« L'action locale se traduit par une diminu
tion graduellement progressive du volun
anormal de l'organe affecté, et par le reto
définitif de celui-ci à ses limites et à ses fon
tions physiologiques.

« L'action générale se traduit par l'activité
la circulation, le rétablissement des dige
tions, de la nutrition et des forces musc
laires ; par la régularisation du flux mer
truel, la cessation des troubles nerveux,
développement de l'embonpoint ; en un m
par le retour à un état de santé complèteme
satisfaisant ».

L'hydrothérapie est une médication d'e
semble qui agit sur les forces vitales ell
mêmes, les relève, augmente chaque jo

leur activité et les rend indépendantes des lésions organiques ou fonctionnelles qui réagissent sur elles en les opprimant. Ce qui veut dire, en employant un langage moins scientifique, que dans une maladie quelconque, lorsque l'organisme sera plongé dans un état de débilité profonde que rien ne peut détruire, le mal réagissant sur le mal et produisant ces cercles vicieux pathologiques dont nous avons déjà parlé ; la médication par l'eau froide agira tout d'abord en rappelant l'appétit, qui est un de ses premiers, de ses principaux et de ses constants effets ; en permettant de donner au malade une alimentation réparatrice que l'estomac avait perdu l'habitude de supporter ; en remontant ainsi les forces générales ; en donnant au cœur, par une action tonique sur les vaisseaux capillaires, la force qui lui manque pour lutter contre ces congestions passives que l'anémie augmentait chaque jour ; en détournant vers la peau ces mêmes congestions par une révulsion que rien ne peut remplacer, parce qu'elle est essentiellement vitale, physiologique ; en rétablissant en un mot, avec le jeu régulier de tous les organes, l'équilibre et l'harmonie nécessaires à la santé, que la maladie avait détruites.

C'est bien certainement encore une méthode d'entraînement général appliqué à tout l'organisme, véritable organoplastie, suivant l'expression de Royer Collard , qui réalise pour l'ensemble du corps de l'homme les effets particuliers que les Anglais obtiennent d'un régime et d'un exercice spéciaux dans la création de leurs types de boxeurs, de coureurs, de jockeys et de certaines races d'animaux domestiques.

Les malades même les plus faibles arrivent rapidement, en commençant par des douches de quelques secondes de durée, à supporter les douches les plus fortes, et toutes les pratiques même les plus rigoureuses de l'hydrothérapie. Et ces mêmes malades qui, au début de leur traitement, mangeaient à peine, pouvaient à peine faire quelques pas, arrivent vers la fin à faire les courses les plus longues, et à se livrer en véritables athlètes aux exercices les plus difficiles du gymnase.

CHAPITRE IV.

DES AGENTS DE LA MÉDICATION HYDROTHÉRAPIQUE.

Suivant leur ordre d'importance, ces agents sont : l'eau froide appliquée à l'extérieur ; les sudations ; le régime alimentaire ; l'exercice musculaire ; l'eau froide en boisson.

§ I.

DE L'EAU FROIDE A L'EXTÉRIEUR.

Température de l'eau. — Nous avons dit, en parlant du mode d'action de l'hydrothérapie, que toute son efficacité résidait dans une bonne réaction, et que pour l'obtenir il fallait que la température de l'eau ne dépassât pas douze degrés centigrades.

Nous nous trouvons ici un peu en désaccord avec un certain nombre de nos confrères pour lesquels il n'y a pas d'hydrothérapie possible, si l'eau dont on se sert a plus de dix degrés centigrades.

Cette différence de deux degrés a-t-elle réellement une importance telle qu'il faille condamner la médication si l'eau dépasse cette température ?

D'abord, est-il aussi facile qu'on le croit d'avoir en toute saison de l'eau à neuf ou dix degrés ?

Nous croyons que cela est possible en hiver, au printemps et à l'automne ; l'eau des puits et des sources ne marque pas en effet plus de neuf à dix ou onze degrés à ces époques de l'année ; mais il n'en est plus de même aux mois de juillet , août et septembre ordinairement. Tant que la chaleur de la terre, accumulée pendant l'été dans les couches supérieures et même à une assez grande profondeur , n'a pas subi de diminution par le fait du déclin du soleil et du rayonnement de cette chaleur pendant les nuits plus longues de l'automne, l'eau de nos puits et de nos sources les plus fraîches a une température bien certainement supérieure à dix degrés. Cette température varie de onze à quatorze degrés. Maintenant, pour puiser cette eau dans ses réservoirs naturels, et l'amener dans des bassins de distribution , elle gagne facilement un ou deux degrés. Il est donc bien difficile, pour ne pas dire impossible, d'avoir de l'eau à une température aussi basse à ces époques de l'année, à moins de la refroidir à l'aide de la glace ou d'un mélange réfrigérant.

Il n'y aurait pas cependant à reculer devant ces difficultés et devant cette dépense, s'il était parfaitement démontré que cette température fût une condition *sine quâ non* de la médication hydrothérapique ; mais, pour ma part, je ne le crois pas, et je ne suis pas le seul de cet avis. Monsieur Delmas a parfaitement démontré qu'il y avait très-peu d'établissements où on avait de l'eau à cette température pendant l'été ; et il a parfaitement soutenu, comme je le soutiens moi-même, qu'on pouvait faire de la bonne hydrothérapie, j'entends de celle qui guérit, quand même l'eau n'aurait pas une température aussi basse. Il a cité les succès de sa pratique, comme je pourrais citer les miens ; c'était le meilleur argument qu'il pouvait produire.

Notre illustre confrère le docteur Fleury, qui s'est trouvé favorisé exceptionnellement sans doute sous le rapport de la température de ses eaux dans les établissements qu'il a dirigés, soutient l'opinion que nous combattons, et lui donne l'appui de sa haute autorité.

« Avec de l'eau dont la température est au-dessus de huit à dix degrés centigrades, vous n'obtiendrez jamais, quelles que soient les conditions de puissance et de durée de l'application de l'eau froide, une réaction convenable ».

C'est un jugement en bonne forme qui condamne l'hydrothérapie faite avec de l'eau au-dessus de dix degrés, à une impuissance à peu près complète. Malgré l'autorité du maître, nous croyons que ce jugement est susceptible d'appel.

Nous croyons que la température de l'eau n'agit pas seule dans le phénomène de la réaction ; que la percussion de la douche, le massage de la peau qui en est la conséquence, y entrent pour une certaine part. Les physiologistes n'ont-ils pas démontré que la flagellation, le massage, le simple mouvement musculaire, élèvent la température cutanée ? M. Fleury reconnaît bien ce rôle incontestable, mais il ne lui attache pas peut-être autant d'importance que nous lui en attachons nous-même. Nous croyons que la percussion de la douche

à un degré déterminé et suffisamment énergique, compense l'action peut-être un peu
moins active d'une eau dont la température est
un peu plus élevée, de manière à produire en
définitive des résultats qui mènent au même
but, la guérison des malades.

Nous croyons donc qu'une différence de
deux ou trois degrés dans la température de
l'eau qu'on emploie n'a pas autant d'importance qu'on veut lui en attribuer. Toutes les
indications de la médication tonique seront
très-largement et très-complétement remplies
dans tous les cas, c'est ma conviction. Il ne
pourrait y avoir de doute que pour les indications de la médication révulsive et de la médication excitante ; mais nous avons ici encore
une ressource précieuse, c'est la douche écossaise, c'est-à-dire la douche alternativement
chaude et froide. Agent des plus actifs de la
médication dérivative et stimulante, elle peut
très-bien compenser l'insuffisance de la fraîcheur de l'eau.

Malgré cette justification de l'hydrothérapie
faite dans d'autres conditions que celles indiquées comme types par M. Fleury, nous ne
voulons pas dire qu'il ne vaudrait pas mieux

avoir toujours à sa disposition de l'eau à dix degrés et même à huit degrés ; cela serait certainement préférable. La preuve, c'est que nous conseillons plutôt le traitement hydrothérapique à la fin ou au commencement de l'hiver, aux mois de mars, avril, mai, juin, octobre et novembre, que dans les autres mois de l'année ; mais nous croyons qu'il n'y a pas là des raisons suffisantes pour condamner la médication. L'hydrothérapie guérit très-bien, même dans ces conditions un peu moins favorables.

§ II.

DOIT-ON CÉDER AU DÉSIR DES MALADES QUI DEMANDENT A PRENDRE LEURS PREMIÈRES DOUCHES AVEC DE L'EAU DOUCE ?

Un certain nombre de malades n'abordent qu'en tremblant les premières séances de leur traitement ; ils redoutent les impressions de l'eau froide, et demandent qu'on commence par de l'eau mitigée, et qu'on en abaisse chaque jour la température pour arriver graduellement à l'eau la plus froide. Cette satisfaction accordée à l'impressionnabilité des malades a-t-elle des inconvénients ? Nous ne le pensons pas; seulement ces séances préparatoires sont à peu près complétement perdues au point de vue du traitement; c'est une accoutumance, c'est un acheminement peut-être un peu moins pénible pour arriver à supporter les douches froides plus courageusement, mais c'est, je le répète, du temps à peu près complétement perdu. Or, si l'on songe que la plupart des malades doivent tenir un compte très-exact et très-parcimonieux de leur temps et de leurs dépenses, dans nos établissements comme dans toute autre station sanitaire, je considère comme un devoir de toujours les avertir de l'inutilité complète de ces pratiques préliminaires.

Je cherche à leur faire comprendre, et j'y parviens presque toujours, que dans leur intérêt à tous les points de vue, il vaut mieux commencer par l'eau la plus froide. Les premières impressions sont un peu plus désagréables, je le reconnais; mais en revanche les sensations que l'on éprouve après une douche tempérée sont loin d'être aussi agréables que celles que l'on éprouve après une douche froide. On ne ressent pas cette chaleur douce et bienfaisante, ce bien-être indéfinissable, mouvement de la vie qui se ranime ; cette liberté d'action et d'esprit qui accompagnent la réaction. Après la douche tiède vous avez au contraire une tendance à vous refroidir ; vous n'éprouvez qu'une impression désagréable ; ne vaut-il donc pas mieux commencer de suite par celle qui est seule réellement utile, c'est-à-dire par la douche froide ?

Nous ne transigeons donc avec ce principe que lorsque nous nous trouvons en présence de répugnances invincibles.

En ne donnant aux premières applications de l'eau froide qu'une durée de quelques secondes, le malade si faible et si impressionnable qu'il soit est toujours en état de les supporter.

§ III.

APPAREILS HYDROTHÉRAPIQUES.

Nous n'entrerons pas dans de longs détails au sujet de ces appareils ; ce que nous aurions à dire ne serait du reste qu'une description répétée.

Les douches étant générales ou locales, les appareils doivent donc satisfaire à cette double indication par une disposition et un mécanisme qui assurent un fonctionnement parfaitement régulier.

Douches générales. — Les douches générales sont servies par de larges pommes d'arrosoir, percées d'une foule de trous par lesquels l'eau s'échappe avec la pression que lui donne la hauteur de la chute.

C'est une véritable pluie dont les gouttes sont plus ou moins fortes suivant le diamètre des trous de la pomme.

Douches en pluie. — Il y a trois degrés de force dans ces appareils : une pluie en poussière, une pluie d'orage, une pluie d'orage mêlée de grêle.

L'eau tombe avec force en sifflant à son passage, à travers les ouvertures de l'appareil, et enveloppe le corps de toutes parts; on croirait être au milieu d'une rivière et entendre le bruit des flots.

Douche en cercles. — Une autre douche générale, extrêmement puissante, et qui rend les plus grands services à la médication excitante et révulsive, c'est la douche en cercles, munie d'une pomme d'arrosoir pour la tête, et d'une douche en pluie ascendante pour les extrémités inférieures. Il n'y a pas un point de la surface du corps qui ne soit soumis à une sorte de flagellation qui stimule vivement l'enveloppe cutanée et active énergiquement la circulation capillaire.

C'est une douche spéciale pour quelques maladies, les affections des organes digestifs par exemple, comme nous le dirons plus loin.

Piscine. — L'immersion dans la piscine, qu'elle soit précédée ou non d'une sudation, est encore une des applications générales, sous forme de bain, de l'hydrothérapie ; ces immersions, lorsqu'elles sont précédées d'un bain de vapeur, constituent le véritable bain russe et sont un des agents les plus énergiques de la médication fortifiante.

Elles sont aussi, par l'absence d'excitation qui recommande leur emploi, la médication forcée des affections nerveuses qui s'accompagnent d'une trop grande sensibilité de la peau : de l'hystérie par exemple, de certaines formes de la chorée.

Douches locales. — Les douches locales consistent en un tuyau flexible en tissu élastique, communiquant avec une des colonnes d'eau qui partent du réservoir central, et se terminant par un ajutage d'un calibre plus ou moins fort et de formes différentes, desservi à volonté par un robinet à manœuvre qui permet de graduer la force de la pression.

Les douches locales étant par-dessus tout des agents de révulsion, de dérivation du sang loin du siége du mal, de décongestion des organes ; des agents de stimulation du système musculaire lorsque l'influx nerveux lui fait défaut, comme dans certaines paralysies, les douches locales doivent donc avoir une puissance d'action considérable, sauf à la graduer par le jeu des robinets et par la forme des ajutages.

Douche en lame, en pomme d'arrosoir, en jet de différents calibres. —Les douches locales les plus faibles sont les douches en lame ; viennent ensuite les douches en pomme d'arrosoir, puis les douches en jet d'un calibre plus ou moins fort. Tous ces degrés dans la force de la douche mobile sont aussi des degrés dans l'utilité. Les malades passent ordinairement d'une de ces douches à l'autre à mesure qu'ils avancent dans leur traitement, et que leur force de résistance et de réaction fait des progrès plus ou moins rapides.

Lorsque l'on se sert de la douche en jet à fort calibre, il est rarement possible de s'en servir pour doucher les parties antérieures du corps, le ventre, l'estomac et la poitrine ; on est obligé de briser la colonne d'eau à la sortie de la douche à l'aide du doigt qui la transforme ainsi en douche en éventail. Nous avons dans notre établissement un système de douches qui nous évite tous ces inconvénients.

Nous avons deux douches mobiles en communication, l'une avec l'eau froide, l'autre avec un réservoir d'eau chaude ; une colonne transversale les réunit et les fait communiquer l'une avec l'autre, un robinet ouvre ou ferme cette communication. Si nous voulons doucher les parties inférieures avec le gros jet, et les supérieures avec la douche en lame ou en pomme d'arrosoir, par exemple, nous fermons la communication du réservoir d'eau chaude, nous ouvrons le robinet qui donne la communication des deux colonnes d'eau, nous avons l'eau froide dans les deux douches et nous la donnons avec un ajutage en jet d'un côté et en lame ou en pomme d'arrosoir de l'autre.

Il nous arrive même souvent, lorsque nos malades ont acquis une certaine force et sont très-avancés dans leur cure, de les doucher des deux mains avec les douches mobiles munies de leurs ajutages les plus forts, en même temps qu'ils sont inondés par la douche en pluie.

Bain de siége hydrothérapique. — Le bain de siége sert de bain ordinaire à eau dormante. Il renferme en outre trois systèmes de douches indispensables pour les affections de matrice, les affections des voies urinaires, les engorgements de la prostate, les maladies de l'anus et du périnée.

C'est une douche circulaire dorsale et lombaire, stimulant fortement la peau de ces régions par une multitude de jets très-forts et très-piquants; c'est une douche anale et périnéale en jet ou en pomme d'arrosoir; c'est enfin une douche vaginale que les malades dirigent elles-mêmes et graduent à volonté.

Douche ascendante. — La douche ascendante est une douche rectale, un lavement froid pris avec de l'eau ayant une grande force ascensionnelle.

Située dans les lieux d'aisances, elle est adaptée à une cuvette de ces lieux par un tube en tissu élastique, à l'extrémité libre duquel chaque malade au moment de prendre sa douche dispose sa canule. Cette cuvette est en communication directe avec les réservoirs. Le malade s'assied sur le siége et prend lui-même sa douche, en la graduant à volonté à l'aide d'un robinet. Il est averti par une sensation particulière de la durée qu'elle doit avoir, et il va la rendre aussitôt en se plaçant sur une chaise voisine de l'appareil. On peut recommencer deux fois cette opération ; mais pas davantage.

Cette douche rend de très-grands services dans les cas de constipation rebelle. Elle agit en stimulant la contractilité musculaire de l'intestin, et en tonifiant des tissus auxquels une faiblesse paralytique en quelque sorte a donné un relâchement et une distension exagérés.

Elle est un agent très-actif et très-sûr de la médication dérivative, en attirant le sang vers l'extrémité de l'intestin, comme on cherche à le faire par l'administration de l'aloès et les applications répétées de sangsues, toutes les fois que l'on veut combattre des congestions du foie et du cerveau, par exemple.

Elle est encore, comme nous le dirons plus

loin, le moyen de traitement le plus sûr contre les déplacements de la matrice ; elle a dans ces sortes de cas une action tonique et mécanique tout à la fois.

Cette douche produit ordinairement une sensation assez désagréable dans les commencements ; il est bon d'en être prévenu pour ne pas s'en effrayer et pour ne pas se laisser décourager dans son emploi qui est extrêmement précieux.

Ces douches doivent être suivies d'une promenade de réaction comme toutes les autres pratiques de l'hydrothérapie.

Douches écossaises. — Dans notre établissement, tous nos appareils sont à distribution d'eau chaude et d'eau froide à volonté. Nous avons des douches générales en pluie chaude ou froide, des douches mobiles en jet, en lame, en arrosoir chaudes ou froides ; toutes les douches de notre bain de siége sont à eau chaude ou froide suivant les besoins du traitement.

Nous usons très-largement des douches écossaises pour remplir toutes les indications de la médication stimulante, révulsive et dérivative ; elles nous ont toujours rendu de très-grands services dans les rhumatismes et les paralysies principalement.

Dans la description que nous avons faite de nos douches mobiles, nous avons dit que nous pouvions donner les douches d'eau froide avec les deux jets. Nous pouvons agir de même pour les douches d'eau chaude. Nous pouvons aussi donner la douche écossaise mobile avec un seul jet; nous ne sommes pas obligé de changer de tuyau; le même peut donner successivement l'eau froide et l'eau chaude, rien que par une manœuvre de robinet.

On peut commencer indifféremment la douche écossaise, par l'eau chaude ou l'eau froide, mais il faut toujours finir par l'eau froide.

Tout ce mécanisme d'appareils dont nous avons voulu donner une idée sommaire aux personnes qui n'ont pas encore visité d'établissement hydrothérapique , a une importance plus grande qu'on ne se l'imagine, au point de vue du succès de la médication.

Le docteur Fleury l'a dit avec plus d'autorité que nous ne le dirions nous-même :

« Pour obtenir de l'hydrothérapie les effets, les résultats qu'elle nous donne tous les jours, il faut absolument que toutes les conditions physiques, mécaniques, mathématiques en ce qui concerne la température de l'eau, la pression de la douche, l'installation des appareils, soient rigoureusement observées, abstraction faite bien entendu des qualités individuelles de l'opérateur ».

§ IV.

PROCÉDÉS OPÉRATOIRES.

Nous venons de voir quels sont les appareils que l'on emploie dans les établissements hydrothérapiques ; voyons maintenant comment on les fait fonctionner.

Quelle doit être d'une manière générale la durée de la douche, sa force, sa forme ? Questions importantes pour le malade, car il faut qu'il sache se conformer strictement aux prescriptions du médecin, et prendre ses douches dans les meilleures conditions, pour en obtenir tout le bien qu'elles comportent ; questions importantes pour le médecin, car de la bonne administration de la douche dépend en grande partie le succès du traitement.

Ménager au début la faiblesse du malade, et son impressionnabilité, pour le choix des premières applications et leur durée; ne jamais perdre de vue que le passage d'une douche à une autre ne doit avoir lieu que lorsque les forces du malade le permettent : telles doivent être les préoccupations constantes du médecin.

Lorsque les douches sont trop fortes, lorsqu'elles ne sont pas en rapport avec les forces du malade, il survient ordinairement de la lassitude, de la courbature, un état de brisement général, comme après un excès de fatigue; le malade devient inquiet, hésitant, il est disposé à attribuer à une action nuisible du traitement ce qui n'est que le résultat d'une mauvaise application.

La douche en pluie, si faible qu'elle soit, produit au début une sorte de constriction de la poitrine, véritable spasme des muscles respiratoires, qui détermine quelquefois une oppression pénible. Il faut toujours avoir soin d'en prévenir les malades.

Cette sensation ne dure qu'un instant et disparaît complétement au bout de quelques jours; elle s'oppose chez certaines personnes délicates et impressionnables, et chez celles qui sont habituellement oppressées, à ce que

le traitement soit commencé par ces sortes de
douches. Il y a là une petite difficulté à vaincre,
dont on vient à bout très-facilement. On peut
commencer par de simples lotions, par des en-
veloppements avec frictions dans un drap
mouillé ; ou bien par la douche mobile en
lame, en ne la dirigeant que sur les parties
inférieures du corps, pendant que le malade
se lave lui-même le haut du corps.

Lorsque les vives appréhensions du malade
résistent à nos encouragements, à nos exhor-
tations les plus rassurantes, et nous font
craindre une première séance orageuse et
difficile à supporter, nous procédons comme
nous venons de le dire, ou bien de la manière
suivante : Aussitôt que le malade est entré
dans la salle de douches, il se lave d'abord la
tête et la poitrine, puis on lui donne deux serviettes mouillées, une qu'on lui étend sur les
épaules et sur le dos, l'autre qu'il s'applique
sur le devant de la poitrine, en se frictionnant
vivement avec la main. Il reçoit en même
temps une douche en lame sur les parties inférieures du corps. L'opération dure quelques
secondes seulement. La séance suivante est un
peu plus longue, la douche mobile remonte un

peu plus haut, effleure la poitrine en avant et en arrière ; son effet suffocant se trouve empêché par les serviettes ; le spasme est vaincu. Le malade enchanté de son courage et de ce premier résultat, se montre plus brave encore le lendemain, et se débarrasse lui-même pendant l'opération de ses linges protecteurs. Il est maintenant assez aguerri pour supporter la douche en pluie ; on peut la lui donner sans crainte.

Il y a une recommandation à faire au malade qui reçoit cette douche , lorsqu'elle n'est pas accompagnée de la douche mobile. Comme sa force se trouve brisée par les parties supérieures du corps qui la reçoivent les premières, il est important d'exécuter différents mouvements de manière à lui présenter successivement les extrémités inférieures. Rien n'est plus facile, avec un peu d'habitude, que d'exécuter ces petites manœuvres, en s'appuyant d'une main à la barre d'appui et en se frictionnant de l'autre la poitrine et le creux de l'estomac. Cette espèce de gymnastique exécutée sous la douche la fait supporter d'ailleurs plus facilement.

Durée de la douche. — On s'imagine ordinairement que plus la douche est longue, plus elle est efficace. C'est une erreur qu'il est important de détruire. Une douche trop courte peut produire une réaction trop superficielle peut-être, mais elle n'est jamais dangereuse. Une douche trop longue au contraire peut avoir des inconvénients sérieux. La circulation capillaire périphérique étant suspendue trop longtemps, le mouvement concentrique du sang vers les principaux organes intérieurs est exagéré ; la réaction est plus lente à se faire, plus difficile et souvent même impossible, au grand détriment de l'organe congestionné.

Il y a entre ces deux extrêmes une limite de durée, limite qui est toujours calculée sur la force de réaction du malade, et que le tact seul du médecin lui permet de régler et de ne pas dépasser.

Plus le malade est faible, plus la douche doit être courte. Il vaut mieux n'avoir qu'une réaction superficielle que de ne pas en avoir du tout.

A mesure que le malade se fortifie, les douches deviennent de plus en plus longues et de plus en plus fortes. De cette manière il n'y a jamais d'accident, jamais de ces mécomptes dont le moindre inconvénient est de forcer à interrompre le traitement au grand découragement du malade.

Les personnes bien portantes qui prennent des douches par mesure d'hygiène doivent être prévenues que, si fortes soient-elles, elles ne doivent les prendre au début que pendant quelques secondes seulement. C'est une règle à laquelle nous ne permettons pas d'exception. Nous connaissons des personnes qui, n'ayant pas voulu tenir compte de nos recommandations à cet égard, et ayant voulu braver la douche dans les premières séances, s'en sont d'abord assez mal trouvées et n'ont jamais voulu revenir ensuite de l'impression défavorable qu'elles en avaient éprouvée. Elles auraient eu sérieusement besoin de cette médication, que j'aurais eu beaucoup de peine à la leur faire continuer.

§ V.

DES SUDATIONS ASSOCIÉES AUX DOUCHES FROIDES.

Nous avons déjà fait ressortir toute l'importance que l'hydrothérapie attachait aux sudations, soit dans l'étuve sèche, soit dans l'étuve humide, bains d'air chaud et bains de vapeur,

suivis d'une douche froide ou d'une immersion dans la piscine. Nous avons dit que ces
puissants modificateurs étaient les agents principaux de la médication tonique, révulsive et
dépurative, ces trois grandes forces de l'hydrothérapie.

Nous allons entrer à ce sujet dans quelques
détails de description d'appareils et de procédés
d'application.

Nous partageons complétement la manière
de voir du docteur Fleury quant à la prétendue supériorité accordée par les médecins
allemands et quelques médecins français à la
sudation par le maillot. C'est bien certainement l'enfance de l'art, comme son nom de
maillot l'indique du reste.

Pour que nous ayons le courage de condamner nos malades au supplice d'un emmail-
lottement de plusieurs heures dans des couver-
tures de laine, sous des montagnes de duvets
et de lits de plume, pour obtenir une transpiration plus ou moins abondante, il faudrait
avoir dans la supériorité du procédé une confiance que nous n'avons pas.

La prétendue distinction que l'on cherche à
établir entre les différents rôles que joue l'or-

ganisme suivant que la sueur est le produit de ses propres efforts, comme dans le maillot, rôle actif alors, ou le résultat de l'excitation cutanée par la chaleur artificielle, rôle passif, dans ce dernier cas ; cette distinction, dis-je, n'est pas sérieuse. Elle ne s'appuie que sur une idée fausse, l'idée mal comprise de l'action du calorique et de l'action de la peau dans la production de la sueur.

Nous n'avons jamais recours pour nos sudations qu'aux bains de vapeur ou aux bains d'air chaud.

Bains de vapeur. — Pour les bains de vapeur simples, aromatiques ou térébenthinés, nous nous servons de l'appareil Darcet ; espèce de chambre dans le double fond de laquelle arrive à volonté la vapeur d'un générateur graduée à l'aide d'un robinet. Pour les bains d'air chaud, nous nous servons du fauteuil hydrothérapique et de la lampe à esprit de vin.

Dans notre bain de vapeur le malade est commodément assis ; la tête est en dehors de la vapeur, avantage que l'on n'a pas dans les bains d'étuve ; il respire un air frais ; la tête est fraîche, la respiration est libre. La transpiration se produit au bout de dix à quinze minutes dans les premiers bains, de cinq à six minutes dans les bains suivants, avec une température qui varie de 45 à 50 degrés que l'on gradue à l'aide d'un thermomètre placé dans l'appareil, en face du malade. Pendant cette transpiration on lui fait boire un ou deux demi-verres d'eau fraîche à quelques minutes d'intervalle; puis, l'opération terminée, il sort du bain de vapeur et n'a qu'un pas à faire pour se rendre dans la salle de douches où il va recevoir les applications froides qui lui ont été prescrites. Rapidement essuyé et vivement frictionné dans un peignoir en laine, il s'habille au plus vite et va faire sa promenade de réaction pendant une demi-heure, et même une heure si ses forces le lui permettent.

Bains d'air chaud. — Nous employons indifféremment les bains de vapeur ou les bains d'air chaud, toutes les fois que nous reconnaissons utile pour le malade de faire précéder sa douche de l'excitation de la peau par la chaleur artificielle. Nous donnons cependant la préférence à l'étuve sèche pour les malades faibles, impressionnables, qui ont besoin des plus grands ménagements ; ils supportent mieux en effet les bains d'air chaud que les bains de vapeur. A part ces conditions, le bain de vapeur sera toujours le procédé de sudation le plus simple, le plus commode et le plus efficace.

Bains de vapeur térébenthinés. — On sait que les vapeurs térébenthinées ont une spécialité d'action contre les affections rhumatismales. Nous faisons un grand usage de ces bains, soit seuls, soit associés aux douches de vapeur et aux douches froides. Nous pouvons déclarer qu'il n'y a pas de médication comparable à celle-là pour ses effets contre les rhumatismes. C'est le remède héroïque de ces affections.

Le bain de vapeur active énergiquement les fonctions de la peau, et favorise ainsi l'élimination des principes nuisibles qui stagnent dans le sang et dans les mailles interstitielles de nos tissus. Il rend également l'absorption plus active ; les médicaments ont une action plus certaine et peuvent être administrés à moins fortes doses. La matière médicale peut ainsi être heureusement associée à l'hydrothérapie dans toutes les affections où on peut lui emprunter quelque remède spécifique sur l'action duquel on peut compter.

La meilleure saison pour les bains de vapeur associés aux douches froides est sans contredit la saison froide, les mois de novembre, décembre, mars, avril. On comprend qu'il est plus facile de prendre des bains de vapeur cette époque que pendant les chaleurs de l'été. Comme médication fortifiante, il n'y a rien de comparable. Et quand on songe que c'est ordinairement la saison privilégiée des rhumes, des névralgies, des rhumatismes, quels immenses avantages ne retire-t-on pas de ce moyen de traitement pour la préservation et la guérison de ces maladies !

La peau tonifiée, cuirassée en quelque sorte par l'action de l'eau froide, devient insensible aux variations de température, qui sont les causes les plus ordinaires de ces maladies. Quelle agréable surprise que d'être débarrassé de ces rhumes de cerveau, de ces maux de gorge, de ces rhumes habituels dont la répétition était réellement désespérante ! Et pour le rhumatisant, quel bonheur de ne plus subir les influences si redoutables de ces variations atmosphériques qui étaient pour lui, en même temps qu'un baromètre de douleur, la cause la plus certaine de l'entretien de sa maladie !

En présence de pareils bienfaits, n'avions-nous pas raison de dire en commençant, que c'était servir la cause de l'humanité que de recommander cette médication à ceux à qui elle peut être utile?

Douches de vapeur. — Notre appareil de douches de vapeur est disposé de telle sorte que nous pouvons à volonté donner des douches de vapeur simples ou composées, des douches aromatiques, sulfureuses, circabrées, des douches médicamenteuses de toutes sortes.

Ces douches sont très-précieuses, associées à l'hydrothérapie, pour combattre certaines névralgies, des rhumatismes musculaires, des douleurs articulaires suites d'entorse ou de rhumatisme. Elles sont des modificateurs puissants dans un grand nombre d'affections cutanées de forme sécrétante qu'elles guérissent, en associant aux qualités adoucissantes de la vapeur les propriétés résolutives et spécifiques de certains composés médicinaux tels que le soufre, le sulfure de mercure, etc.

§ VI.

DU RÉGIME ALIMENTAIRE DES MALADES SOUMIS AU TRAITEMENT HYDROTHÉRAPIQUE.

Pour des malades dont les organes digestifs sont condamnés depuis longtemps à des digestions difficiles, et à une alimentation insuffisante, la question du régime est une question des plus importantes.

La plupart de ceux qui viennent se soumettre au traitement hydrothérapique, n'y viennent le plus souvent qu'après avoir essayé toutes les médications connues et non connues, en désespoir de cause et à la dernière extrémité en quelque sorte. Aussi les fonctions digestives sont-elles dans un état déplorable ; l'estomac supporte à peine les aliments les plus légers, et la digestion s'en fait avec la plus grande peine. Il est donc indispensable, au début du traitement, d'apporter la plus grande attention au choix des aliments, et de bien proportionner leur quantité et leur qualité aux capacités digestives de chacun.

Ce sera le régime des malades et des convalescents ; bouillons et potages, gelées de viande, œufs frais, eau rougie, alimentation légère en un mot.

Au bout de quelques jours, sous l'influence de l'action excitante de la douche, les organes vivement stimulés ne tarderont pas à reprendre leurs fonctions. L'appétit va bientôt se réveiller, et la nature va reprendre ses droits. Un besoin de réparation, d'autant plus pressant qu'il était incomplétement satisfait depuis longtemps, besoin en rapport avec la faiblesse du malade et avec l'exercice de chaque jour, commence à se faire vivement sentir. Il faut lui donner une satisfaction plus large que celle des bouillons et des potages, l'alimentation doit devenir plus substantielle et plus abondante.

Enfin le malade est en pleine activité de traitement, il prend ses douches avec plaisir, fait ses promenades avec entrain ; ses capacités digestives font des progrès tellement rapides, que cela tourne presque à la voracité. On est obligé de lui recommander une grande modération, une grande prudence, de lui faire comprendre que ses organes digestifs ne sont pas encore en état de répondre à cette stimulation, à cette trop forte commande de l'appétit, de suffire à un pareil travail digestif. Comme aux malheureux qui ont jeûné trop longtemps, on est obligé de leur mesurer leurs aliments dans la crainte qu'ils ne s'exposent à des indigestions, à des douleurs ou des embarras gastriques, à des accidents nerveux plus ou moins graves.

Le calme est enfin rétabli ; tous ces désordres ont cessé grâce à une réglementation sage et un peu sévère du régime ; quelle sera en définitive l'alimentation des malades soumis à la cure hydrothérapique , quel sera leur régime alimentaire ? On peut dire d'une manière générale que ce. régime doit être aussi substantiel que possible.

L'hydrothérapie ne peut pas à elle seule faire tous les frais de la guérison des malades. Recevoir de l'eau froide sur le corps et boire de l'eau froide en abondance, ce n'est pas une nourriture. L'hydrothérapie rétablit les fonctions troublées, remet en état les organes malades ; elle stimule l'appétit, active la nutrition ; mais il faut donner matière à cet appétit, matière à la nutrition. Il faut aux malades soumis à ce traitement un bon régime fortement réparateur, des aliments nourrissants bien préparés, de bonnes viandes rôties et du bon vin vieux, n'en déplaise aux partisans de l'eau en boisson à tous les repas. Il n'y a pas plus d'inconvénient à boire en mangeant du vin vieux coupé avec de l'eau, que de manger une côtelette ou un bifteck.

Il est évident toutefois que ce régime ne peut être exclusif, systématique, pas plus que le lait froid, le pain bis et l'eau froide de certains établissements. Il y a des conditions de tempérament, de maladies qui commandent un régime particulier auquel on satisfait par la variété des mets et leurs qualités plus ou moins nutritives. Ce sont là des règles générales d'hygiène et de diététique auxquelles tout médecin doit d'ailleurs se soumettre, quelle que soit la nature de la médication employée.

L'essentiel est de ne pas perdre de vue que le sang ne se reconstitue chez une chlorotique, chez un anémique, que par une nourriture substantielle ; c'est là la base fondamentale. Toutes les médications n'ont pas d'autre but que de mettre le malade à même de supporter cette nourriture ; c'est le seul moyen de lui rendre la santé, c'est-à-dire la force et la vigueur, et de le mettre à l'abri de récidives toujours à craindre tant que les forces et l'embonpoint ne sont pas revenus à leur état normal.

§ VII.

DE L'EXERCICE MUSCULAIRE.

On recommande aux malades dans nos établissements de prendre de l'exercice tous les jours autant que leurs forces le leur permettent. C'est que l'exercice musculaire est un adjuvant indispensable des pratiques hydrothérapiques, en même temps qu'un des agents les plus précieux de l'hygiène.

Pour prendre sa douche d'une manière profitable, il faut que la chaleur du corps soit dans certaines conditions favorables ; il ne faut pas avoir froid, il ne faut pas non plus avoir trop chaud. Nous recommandons toujours de faire avant la douche une promenade d'un quart d'heure, dans le but d'obtenir par le mouvement musculaire un peu plus d'activité de la circulation, et une légère augmentation de la chaleur du corps. Ces précautions préliminaires sont indispensables pour obtenir après la douche une bonne réaction.

De la réaction. — Il est nécessaire que les malades comprennent bien toute l'importance de l'exercice musculaire au point de vue de cette réaction qui est l'affaire capitale du traitement, et doit être l'objet de toutes leurs préoccupations.

Pour qu'elle soit profitable, il faut que sa durée se prolonge le plus longtemps possible après chaque séance hydrothérapique. Les baigneurs habitués le comprennent très-bien ; faire leur réaction, comme ils disent, est pour eux la partie la plus sérieuse du traitement, et ils ne sont jamais en retard pour les courses et les promenades qu'on leur recommande à cette intention.

Nous avons dit en quoi consistait cette réaction si salutaire. C'est le mouvement du sang de l'intérieur à l'extérieur qui se produit après le mouvement en sens inverse déterminé par l'action du froid. C'est dans ce flux et ce reflux, dans ce va-et-vient du sang que réside toute l'action hydrothérapique. Ces phénomènes intimes de la circulation capillaire et de l'innervation vaso-motrice, s'accompagnent d'une chaleur douce et agréable, d'un bien-être inexprimable. On se sent plus alerte, plus dispos ; le jeu des organes paraît plus libre ; la respiration est plus profonde, la circulation un peu plus active, ce qui prouve que la grande circulation subit elle-même le contre-coup et l'influence favorable de la douche. C'est cet état général qui constitue la réaction, et que l'on doit de toute nécessité maintenir dans toute sa force par tous les moyens possibles et le plus longtemps qu'on le pourra. C'est le but des promenades, des exercices musculaires, gymnastiques et autres, si vivement recommandés.

Malheureusement les malades ne peuvent pas profiter tous de la même manière et dans la même mesure des avantages de ces exercices. Certaines maladies : les paralysies, une grande faiblesse, certaines affections de matrice, rendent fort souvent difficiles, quelquefois même impossibles les promenades, les exercices nécessaires pour assurer une bonne réaction. Il faut alors y suppléer par des frictions plus prolongées, par un massage plus méthodiquement appliqué, par des exercices gymnastiques très-simples et très-faciles, à l'aide des appareils si bien appropriés à cet usage du Gymnase Pichery ; par des promenades moins longues, dans lesquelles le malade se repose plus souvent. Le médecin n'est jamais embarrassé du reste de trouver pour chacun de ses malades une occupation facile, agréable même qui soit pour lui une distraction en même temps qu'un exercice suffisant.

Je dois faire aux malades bien portants et libres de tous leurs mouvements, une recommandation très-importante, c'est de ne pas abuser de la promenade dans les commencements du traitement. Il faut que les exercices soient toujours bien proportionnés à l'état des forces. Par l'effet de l'excitation des douches, agissant directement sur tout le système musculaire, les malades ont besoin d'une très-grande dépense de mouvement. Il y a, à cet égard, une sorte d'entraînement auquel il est prudent de ne céder que dans une certaine mesure, de même que nous avons recommandé de résister aux premières sollicitations souvent trop pressantes de l'appétit. Si l'on ne tenait pas compte de cette recommandation, il pourrait en résulter de la fatigue, une lassitude générale, de la fièvre même, des accidents enfin qui n'auraient rien de grave, mais qui tourmenteraient le malade et feraient suspendre le traitement, ce qu'il faut toujours éviter avec le plus grand soin.

§ VIII.

DE L'EAU EN BOISSON.

L'eau répond à un besoin essentiel de l'économie. Dans les conditions normales de la santé, elle est la meilleure de toutes les boissons; elle est la boisson par excellence.

La soif, cet appétit du boire, comme le dit Haller, est la sensation instinctive d'un besoin pressant de réparation des pertes liquides faites par l'organisme. L'eau est destinée à réparer ces pertes. Elle empêche le sang de se coaguler; elle lui donne la fluidité nécessaire pour couler avec la vie jusque dans les mailles les plus intimes de nos tissus. Elle favorise la digestion des aliments en les divisant, et en facilitant dans l'estomac le pétrissage et le glissement du bol alimentaire. Elle est tellement nécessaire aux différents actes du travail digestif, que chaque aliment en contient une plus ou moins grande quantité.

L'eau est donc un élément indispensable de

l'organisme vivant, et elle y joue un rôle d'une très-grande importance.

Les bons effets de l'eau froide employée en boisson dans certaines maladies, ne sont non plus contestés par personne.

Si on s'en rapportait plus souvent à l'instinct des malades, et si on redoutait moins les dangers imaginaires de l'eau fraîche dans les chaleurs brûlantes de la fièvre, elle deviendrait bien certainement la tisane la plus salutaire et la plus usitée de la plupart de nos affections fébriles.

Mais si, dans le but de donner satisfaction à des théories humorales dont la science a fait justice depuis longtemps; si, dans l'espoir de produire une rénovation complète du sang et de la matière organisée, on systématise l'usage de l'eau froide, comme le font encore certains médecins qui suivent aveuglément les errements de Priessnitz; si on force les doses jusqu'à quarante verres par jour, et cela indistinctement dans toutes les maladies, on tombe évidemment dans l'abus, dans l'exagération.

« Les doses excessives d'eau froide, dit Michel Lévy, affaiblissent les fonctions digestives, modifient la composition des fluides organiques, fatiguent les reins par un surcroît d'activité, produisent des coliques, des diarrhées, la pléthore aqueuse du système vasculaire, un affaiblissement des centres nerveux », une véritable cachexie aqueuse.

Il faut donc se bien garder d'une exagération dans les doses habituelles que l'on prescrit aux malades ; il faut bien distinguer le cas où l'eau en boisson est utile et ceux où elle peut être nuisible.

En général, elle ne convient pas aux malades dont le sang pèche par défaut de richesse, de plasticité : aux chlorotiques, aux anémiques, aux lymphatiques, aux scrofuleux, à tous ceux qui sont débilités par une cachexie quelconque. Elle peut être utile au contraire aux pléthoriques, aux tempéraments bilieux, nerveux, sanguins, à certains goutteux et graveleux ; le rein étant une espèce de fibre que l'eau traverse entraînant avec elle les matières étrangères qui l'obstruent, graviers, mucus, etc.

Dans tous les cas on doit recommander de ne l'ingérer qu'à petites doses, un demi-verre à la fois au plus, et de faire suivre chaque ingestion d'une promenade ou d'une exercice quelconque.

Nous avouons que pour notre part nous faisons un assez rare usage de l'eau pure ordinaire, surtout à haute dose, même dans les maladies où elle convient le mieux en réalité.

Nous avons l'habitude d'associer au traitement hydrothérapique, l'action médicamenteuse spéciale de certaines eaux minérales qui sont reconnues incontestablement utiles dans les maladies que nous sommes appelés à traiter.

Aux malades atteints de maladie du foie, nous faisons boire de l'eau de Vichy ou de l'eau de Vals à des doses plus ou moins fortes, le matin à jeun, et aux repas avec le vin; aux goutteux, aux graveleux, de l'eau de Contrexeville; aux malades atteints de catarrhe nous conseillons certaines eaux sulfureuses appropriées. Aux chlorotiques, aux personnes débilitées dont le sang appauvri a besoin de l'action reconstituante des ferrugineux, nous donnons des eaux ferrugineuses dont les vertus, en dehors même de la médication hydrothérapique, nous sont parfaitement connues.

Nous devons dire que sous le rapport de ces dernières eaux la nature nous a favorisé à Saint-Dizier d'une manière exceptionnelle.

§ IX.

EAU DE LA FONTAINE MARINA.

Nous avons ici une fontaine d'eau ferrugineuse carbonatée extrêmement précieuse; la fontaine Marina, dont la réputation est déjà parfaitement établie. Les éléments minéralisateurs qui la composent, parmi lesquels le fer prédomine, ont une richesse que pourraient envier les eaux les mieux partagées sous ce rapport.

Un de nos compatriotes, excellent pharmacien en même temps qu'habile chimiste, M. Legrip, en a fait une analyse qui a été confirmée entièrement par l'analyse officielle faite à l'Académie de médecine par M. Ossian Henry.

Voici la composition chimique de cette eau qui justifie bien, comme le dit dans son rapport le célèbre chimiste de l'Académie, les bons effets qu'on en obtient depuis longtemps.

POUR UN LITRE D'EAU :

Acide carbonique libre. .	0,1627
Hydrogène sulfuré. . . .	Indéterminé.
Carbonate de chaux. . . .	0,0201

Carbonate de magnésie. .	0,0232
Sulfate de soude	0,3000
Sulfate de chaux	0,0297
Sulfate de magnésie . . .	0,0480
Sulfate de potasse	0,0320
Chlorure de magnésium .	0,0322
Phosphate d'alumine. . .	0,0200
Oxyde de fer..	0,1100
Manganèse	0,0070
Iode. . . . . } Brôme . . . . }	traces certaines.
Strontiane . . . . } Arsenic. . . . . }	indices.
Silice	0,0500

Cette eau se recommande donc spécialement par une proportion de fer qui la classe en première ligne parmi les eaux les plus ferrugineuses. L'eau de Spa qui jouit d'une réputation si méritée, n'en contient que 0,07 centigrammes au lieu de 0,11.

L'eau gazo-ferrugineuse d'Orezza qui est une des plus riches en fer en contient 0,12. Les eaux de Bussang en contiennent 0,017 milligr. seulement.

Mais le fer n'est pas le seul principe constituant de cette eau si intéressante; l'iode, le brôme, l'arsenic, le manganèse, qui s'y associent en quantités notables; les sulfates de soude, de magnésie, de potasse, qui s'y trouvent en proportions assez élevées, ajoutent de nouvelles richesses à sa minéralisation, et de nouvelles propriétés à son action thérapeutique.

Malgré la diversité de ces éléments, malgré cette composition si complexe, cette eau a toutes les qualités de l'eau potable la plus fraîche, la plus agréable, la plus facile à digérer.

Aussi est-elle une ressource très-précieuse toutes les fois qu'il s'agit de faire tolérer le fer à des estomacs irritables, malades depuis longtemps; lorsque les besoins d'une organisation délicate, d'une constitution débilitée, en réclament sérieusement l'emploi.

La chlorose et l'anémie, seules ou compliquées de gastralgie, de dyspepsie, se trouvent admirablement bien de l'emploi de ces eaux à une dose qui varie de deux à six ou huit verres par jour.

Nous en faisons boire tous les jours à ceux de nos malades qui sont plus particulièrement soumis à un traitement fortifiant ; voulant faire concourir à leur guérison, avec l'hydrothérapie, toutes les ressources de l'hygiène et les toniques éprouvés que nous avons à notre disposition.

Nous recommandons particulièrement à nos malades de diriger vers cette fontaine leurs principales excursions, d'en faire le but de leurs promenades habituelles, et de boire à la source même, après s'être reposés quelques instants, plusieurs verres de ses eaux bienfaisantes.

Cette fontaine, située à une demi-lieue de l'établissement, dans une forêt magnifique dont les plus beaux arbres lui servent d'ombrage protecteur, est pour nos malades un but de promenade des plus agréables en même temps que des plus utiles.

CHAPITRE V.

DES MALADIES AUXQUÈLLES LE TRAITEMENT HYDRO-THÉRAPIQUE CONVIENT PLUS PARTICULIÈREMENT.

§ I.

MÉDICATION HYGIÉNIQUE, PROPHYLACTIQUE.

La mission du médecin auprès des familles qui l'honorent de leur confiance, consiste au moins autant à prévenir les maladies qu'à les combattre lorsqu'elles sont déclarées.

Rechercher quelles sont les conditions de tempérament et de prédispositions morbides des personnes auxquelles il est appelé à donner ses conseils et ses soins ; telle doit être avant tout sa principale préoccupation.

Une sollicitude vigilante doit le maintenir toujours sur ses gardes contre les moindres écarts de la santé, car nos organes souffrent quelquefois en silence longtemps avant que la maladie ne se déclare, et ce serait une négligence coupable que de se laisser surprendre et de n'entrer en lutte contre un mal enraciné qu'aux derniers cris de douleur et d'alarme d'un organisme déjà gravement atteint.

Prévenir les maladies, tel doit donc être le but suprême de tous nos efforts. Mais, pour y arriver, il faut que nous trouvions, dans les personnes qui nous confient leur santé et celle de leurs enfants, un concours éclairé qui nous fait, je dois le dire, le plus souvent défaut.

Il faut qu'on soit bien pénétré de cette vérité, qu'une maladie ne se déclare pas toujours au moment même où agit la cause productrice. Préparée d'avance pendant un temps plus ou moins long, elle n'est souvent que la fin, la terminaison d'un état antérieur méconnu. Il faut qu'on apprenne à connaître les inconvénients et les dangers de telle ou telle prédominance de tempérament. Il faut, en un mot, qu'on connaisse un peu mieux la valeur de sa santé, pour savoir comment on pourra la conserver, et savoir aussi quelles chances de vie, quel héritage de longévité on pourra transmettre à ses enfants.

Si par malheur cet héritage était grevé de quelques prédispositions morbides, pouvant faire craindre une constitution débile, exposée

à un développement incomplet et incompatible avec l'établissement d'une santé solide et
durable ; il faut que l'on sache encore que
c'est surtout dans l'enfance et dans la jeunesse
que l'on peut lutter avantageusement pour
redresser les torts, les disgrâces de la nature,
et détruire les germes de l'hérédité.

Lymphatisme. — Le lymphatisme exagéré,
triste apanage attaché de nos jours à la constitution d'un si grand nombre d'enfants et de
jeunes gens, est un de ces vices héréditaires
que l'on ne peut trop s'efforcer de combattre.
C'est un terrain de dernière classe en quelque
sorte, où les germes de la scrofule et du tubercule ne tarderont pas à se développer sous
l'influence d'une mauvaise éducation physique
et morale, de la précocité intellectuelle et des
jouissances prématurées.

Sous peine de voir les générations nouvelles
se succéder, frappées d'impuissance vitale et
d'incapacité virile, il faut de toute nécessité
recourir de bonne heure aux pratiques les
plus puissantes de l'hygiène pour modifier ces
constitutions débiles et leur imprimer une
autre direction vers les attributs de la force et
de la vigueur.

Mais, en présence d'un mal quelquefois trop profond, les ressources ordinaires de l'hygiène restent impuissantes, ou sont trop lentes à produire leurs effets.

Aux grands maux les grands remèdes. Il faut alors le secours des douches froides. Pour détruire les chances héréditaires de la phthisie, pour effacer l'exagération du lymphatisme qui domine ces constitutions, et leur procurer les attributs puissants de ce tempérament sanguin dont la nature les a déshérités, il faut l'intervention de l'hydrothérapie qui opère chez les enfants une véritable transformation.

Rendons justice à un ministre libéral qui a parfaitement compris la nécessité de rapport qui existe entre le développement des forces physiques et celui des forces intellectuelles. La culture de l'esprit doit être inséparable de celle du corps ; sans celle-ci, en effet, l'autre est aride et malsaine : *Mens sana in corpore sano.*

On commence à organiser la gymnastique dans les lycées ; espérons qu'on finira un jour par y installer des appareils hydrothérapiques, et faire prendre aux élèves l'habitude des lotions et des douches froides.

Faiblesse de la constitution. — Aux époques

critiques de la croissance, de la puberté, si la constitution reste affaiblie, et si les agents ordinaires de l'hygiène sont impuissants à la modifier, il faut sans hésiter recourir à l'action reconstituante des douches froides ; c'est le seul moyen d'agir vite et d'obtenir un résultat certain.

Toutes les fois enfin qu'il faudra relever le niveau de la santé habituelle, niveau qu'auront fait baisser des habitudes anti-hygiéniques, les excès ou les privations qu'entraînent les conditions sociales bonnes ou mauvaises dans lesquelles on vit ; toutes les fois qu'il faudra relever la puissance de cette résistance vitale dont l'affaiblissement nous met à la merci d'influences morbides de toutes sortes, adressez-vous de toute confiance à l'hydrothérapie, elle ne vous fera jamais défaut.

La pratique des lotions froides et des douches froides finira par entrer dans les habitudes de la vie privée ; par se répandre en France, comme elle s'est déjà répandue en Angleterre, en Allemagne et en Amérique. C'est un progrès dont la réalisation n'est qu'une question de temps ; les idées vraies, les idées pratiques finissant toujours par se réaliser.

§ II.

MÉDICATION TONIQUE, STIMULANTE ET RÉVULSIVE.

La spécialité de l'hydrothérapie est d'être à la fois une médication tonique, stimulante et révulsive.

Le secret de sa puissance est dans l'heureux privilége qu'elle possède de pouvoir remplir en même temps cette triple indication, privilége qui n'appartient qu'à elle.

Toutes les maladies caractérisées par une grande faiblesse, par un appauvrissement considérable du sang, sont donc justiciables de cette médication.

Chlorose. — La chlorose doit être signalée en première ligne parce qu'elle est extrêmement fréquente ; elle domine en effet toute la pathologie de la femme.

Commençant avec la puberté, quelquefois même longtemps avant, elle rend cette période de l'âge de la jeune fille très-orageuse et très-difficile à traverser. Elle est souvent le point de départ d'altérations qui compromettent la santé pour un temps quelquefois bien long, de maladies nerveuses, de névroses, des affections organiques les plus graves.

« La chlorose est une affection fort sérieuse, a dit Trousseau, et dont beaucoup de femmes se souviennent toute leur vie, en ce sens qu'elles sont sans cesse sous l'imminence d'une récidive ; ou bien, ce qui est plus commun, qu'elles conservent avec les apparences de la santé la plupart des troubles fonctionnels qui formaient l'apanage de la chlorose confirmée ».

La chlorose a il est vrai un spécifique, le fer ; mais combien y a-t-il de ces maladies qui ne cèdent qu'incomplétement ou que momentanément à son emploi, et qui se montrent rebelles aux modificateurs les plus puissants de l'hygiène et de la thérapeutique ? Contre ces chloroses invétérées, menaces permanentes de maladies plus graves encore, l'hydrothérapie est une médication héroïque ; on peut à coup sûr prédire son succès.

On prescrit en pareil cas des douches en pluie, de très-courte durée, des promenades, de l'exercice en rapport avec les forces, une nourriture appropriée, de plus en plus substantielle.

On augmente progressivement la durée de

la douche sans qu'il soit nécessaire de dépasser une minute; on donne en même temps la douche mobile, en lame d'abord, en pluie et en jet ensuite, en la promenant également et rapidement sur toutes les parties du corps. On a recours aux sudations de temps en temps, surtout lorsque la peau est sèche, aride, pour rendre l'action de la douche plus stimulante et favoriser la réaction.

Nous ne manquons jamais de donner en même temps des préparations de fer, et de faire boire à ces malades de notre eau ferrugineuse, si précieuse en pareil cas.

Anémie.— L'anémie est aujourd'hui presque aussi fréquente chez l'homme que la chlorose chez la femme.

Elle est simple ou symptomatique de quelque lésion organique. Mais elle ne reste pas long-temps simple ou essentielle; il n'y a pas en effet d'état pathologique qui se complique plus facilement de congestion vers les principaux organes, de maladies organiques plus ou moins graves.

Ces complications sont peut-être aussi fré-quentes dans l'anémie que ne le sont les con-gestions actives dans la pléthore.

Elles ont un caractère le plus souvent passif; elles tiennent aux troubles profonds de l'innervation et de la circulation capillaire.

Le sang abandonne la périphérie pour se concentrer à l'intérieur vers les principaux organes; aussi la peau est décolorée, d'un gris sale, privée de chaleur; on voit que le sang n'y circule plus.

Lorsque ces congestions se produisent vers le foie, vers l'estomac, les intestins, ce qui arrive si fréquemment, elles entretiennent ces dyspepsies dites par irritation, qui font le désespoir des médecins, s'opposent à l'emploi des toniques dont l'indication est urgente cependant, et ne permettent qu'une alimentation insuffisante.

Certaines prédispositions individuelles portent ces congestions plutôt vers tel organe que vers tel autre; mais nul ne peut en être déclaré exempt.

Elles se produisent bien plus souvent qu'on ne le croit généralement vers les centres nerveux, le cerveau et la moelle épinière; de là ces amblyopies, ces affaiblissements de l'intelligence, ces paralysies plus ou moins étendues que l'on croit souvent primitives, et qui ne sont bien souvent que secondaires et sous la dépendance de l'anémie.

Le diagnostic étiologique est ici d'une importance capitale ; la vie du malade en dépend, car le traitement est opposé dans les deux cas. Il n'y a pas de temps à perdre; il faut remonter l'organisme et faire disparaître la congestion locale, autrement des altérations anatomiques irrémédiables vont se produire ; et la maladie aggravée chaque jour marchera rapidement vers une terminaison funeste.

Tout est action et réaction dans le corps de l'homme, avons-nous dit dans un de nos précédents chapitres ; une lésion en entraîne une autre; ce qui est cause dans un cas est effet dans un autre et réciproquement.

Une des plus grandes difficultés en médecine est de savoir remonter au point de départ de la maladie, de savoir bien discerner ce qui est cause d'avec ce qui est effet.

Ainsi une affection du foie, de l'estomac ou de la matrice se déclare primitivement, je suppose, sous l'influence d'une cause spéciale, d'une cause directe, chez une personne jusqu'alors bien portante. Au bout d'un certain temps cette maladie fera sentir son influence sur tout l'organisme ; les digestions ne se feront plus régulièrement, la nutrition sera incomplète ; le sang ne sera plus constitué que par des éléments insuffisants, des globules appauvris, et l'anémie sera la conséquence de cet enchaînement pathologique.

Supposons au contraire que c'est l'anémie elle-même qui ouvre la scène. Elle sera survenue par exemple sous l'influence d'une alimentation insuffisante, de la misère, de la privation de la lumière, d'une vie trop sédentaire, de pertes de sang considérables, d'excès débilitants, habitudes sociales pernicieuses qui font payer bien cher leurs jouissances honteuses et éphémères. Cette santé si profondément atteinte, cet état général si mauvais ne tarderont pas à devenir la cause d'une maladie soit du foie, soit de l'estomac, soit de l'utérus ; maladie qui réagira à son tour sur l'ensemble de la constitution déjà si fortement compromise. L'état général sera donc ici le point de départ, la cause première de l'affection locale, au lieu d'en être la terminaison, au lieu d'en être l'effet comme dans le premier cas.

Distinctions im   , 'stinctions capitales ! La path   e roule sur

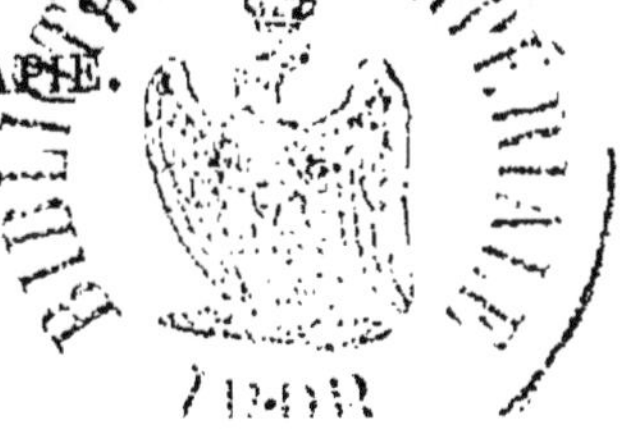

ces différences étiologiques, et la thérapeutique en dépend.

Que l'anémie soit primitive ou secondaire; qu'elle soit simple ou compliquée, l'hydrothérapie étant une médication d'ensemble, reconstitutive, en même temps qu'une médication locale révulsive, décongestive, procure les guérisons les plus remarquables. C'est peut-être là qu'elle remporte ses plus beaux succès. Aucune autre médication ne peut l'égaler, ni même lui être comparée sous ce rapport.

Comme dans la chlorose les douches devront être générales; ce seront les douches en pluie, en cercles, dont on graduera la force et la durée, suivant la force des malades. On continuera pendant une quinzaine de jours cette médication générale, en y associant de temps en temps le bénéfice des sudations, un régime fortifiant, l'exercice, et l'eau ferrugineuse en boisson. Puis, quand l'organisme sera déjà un peu remonté, que les forces seront déjà un peu relevées, on abordera avec les douches locales plus ou moins énergiques le traitement des complications, le traitement des congestions locales que nous avons signalées, et qui soit primitivement, soit secondairement deviennent le fonds même de l'anémie.

Connaissant tous les dangers de la révulsion, qu'elle soit obtenue par l'eau chaude ou l'eau froide, les dangers du choc en retour, des réactions des organes les uns sur les autres dans l'anémie ; nous préférons commencer par une médication qui relève les forces vitales, qui rende au système capillaire la tonicité, la contractilité qu'il a perdues, à l'innervation le calme et la régularité à la place du désordre et de la mobilité, avant de chercher à remplir les indications de la maladie locale.

En agissant de la sorte, il nous arrive bien souvent de voir la médication générale triompher même des accidents locaux. Les congestions du foie, de la matrice, ou d'autres organes diminuent et disparaissent très-souvent au fur et à mesure que l'amélioration générale fait des progrès ; et la médication topique de ces affections n'a presque plus rien à faire vers la fin du traitement.

En résumé, toutes les fois que, dans une affection chronique compliquée d'anémie, les médications ordinaires restent impuissantes, adressez-vous sans retard et avec confiance à l'hydrothérapie ; vous obtiendrez des guérisons même dans des cas en apparence désespérés.

Et pourquoi ne dirions-nous pas ici toute notre pensée? Si la médication hydrothérapique produit de tels résultats dans les cas les plus graves, pourquoi perdre un temps précieux à employer des remèdes dont on connaît d'avance l'inutilité ; ou pourquoi ne pas conseiller de suite, en même temps que le traitement rationnel, pharmaceutique de la maladie que l'on est appelé à combattre, le traitement hydrothérapique ?

La médication par l'eau froide et les sudations ne guérit pas toujours seule, cela est incontestable ; mais, associée à d'autres moyens de traitement, elle procure des guérisons qu'il serait impossible d'obtenir autrement et auxquelles on a peine à croire.

Observation d'anémie compliquée, améliorée rapidement par l'hydrothérapie. — Nous avons eu l'année dernière un malade que l'on peut citer comme un type d'anémie compliquée. Congestion du foie, paralysie de la vessie par défaut d'incitation nerveuse ; amblyopie, faiblesse générale portée très-loin, maigreur extrême : tel était l'état de ce malade. Deux saisons passées à Luxeuil et un traitement antiphogistique assez actif dirigé par Sichel contre l'amblyopie n'avaient fait qu'empirer sa position.

Un mois de traitement par les douches froides produisit, non une guérison complète, il aurait fallu pour l'obtenir que le traitement fût continué pendant plusieurs mois, mais une amélioration considérable, non-seulement dans l'état général, mais encore dans chacun des organes malades.

Si, au lieu de perdre un temps précieux en s'adressant à toutes sortes de médications, il avait eu recours beaucoup plus tôt à l'hydro-thérapie, sa maladie serait devenue beaucoup moins grave d'abord, et il aurait ensuite guéri .beaucoup plus facilement; cela n'est pas douteux.

Maladies du foie. — Les maladies du foie les plus fréquentes sont sans contredit les congestions. Organe essentiellement vasculaire, le foie est très-sujet à se congestionner, influencé qu'il est d'ailleurs par la plupart des maladies de nos principaux organes.

Il subit directement le contre-coup des maladies de l'estomac et des intestins, avec lesquels il est en rapport étroit de voisinage et de fonctions. Il est influencé par les maladies du cœur, des poumons et de la matrice particulièrement.

Un très-grand nombre de femmes atteintes d'affections de l'utérus ont en même temps des congestions du foie. Fort souvent même il y a une sorte d'alternance pathologique entre ces deux affections ; tantôt c'est la matrice, tantôt c'est le foie qui est malade, nous pourrions en citer de nombreux exemples.

Relié à la grande et la petite circulation, les maladies du sang ont aussi sur lui une influence incontestable. Les congestions actives du foie dans la pléthore, de même que les congestions passives de cet organe dans l'anémie, sont sous la dépendance des troubles de la circulation.

Nous avons dit que l'anémie se compliquait fort souvent de congestions du foie, que ces deux maladies marchaient rarement l'une sans l'autre. Nous devons dire aussi que les congestions du foie qui surviennent primitivement, si actives qu'elles soient au début, finissent toujours au bout d'un certain temps par amener des troubles graves de la circulation, de l'innervation et de la nutrition ; par entraîner une faiblesse générale et se compliquer d'anémie.

Le docteur Fleury a rendu un service immense à la médecine et à l'humanité, en débrouillant au milieu de ce chaos, de ce dédale des affections chroniques, le rôle considérable que jouait la congestion du foie, et en en signalant le remède spécifique, l'action des douches froides appliquées directement sur l'organe malade, en même temps que les douches générales modifient l'ensemble de la constitution.

C'est là, en effet, le remède le plus prompt et le plus efficace ; c'est le remède héroïque. On commence à le reconnaître sincèrement du reste. Voici en effet ce que nous lisons dans un des plus récents traités de pathologie.

« De toutes les médications, » dit Monneret, en parlant des congestions du foie, « la plus active et la plus sûre est l'hydrothérapie. On épargne ainsi au malade bien du temps et des drogues. En peu de jours, quelquefois après une ou deux semaines, une congestion déjà très-ancienne ne donne plus lieu qu'à des symptômes légers ; l'appétit, les forces reviennent, le foie reprend son volume normal ».

Aveu précieux, venant d'une telle autorité, et d'autant plus digne d'éloges qu'il fait passer le désintéressement de la science et l'intérêt du malade avant toute autre considération !

Observation de congestion chronique du foie, guérie rapidement par l'hydrothérapie. — Un des plus beaux succès que nous ayons obtenu l'année dernière, l'a été chez une dame atteinte depuis plusieurs années d'une congestion du foie avec une augmentation considérable du volume de cet organe.

Mme Th... souffrait depuis longtemps d'une affection de matrice ; déplacement de cet organe, rétroversion avec congestion chronique, catarrhe utérin, etc. Cette maladie finit par se compliquer, ce qui arrive si fréquemment, comme nous l'avons dit, d'une congestion hépatique.

Mme T... devint moins souffrante du côté de la matrice, mais en revanche, les souffrances du foie, de l'estomac devinrent de plus en plus vives. L'appétit finit par se perdre, les digestions devinrent de plus en plus pénibles. La faiblesse générale faisait chaque jour des progrès inquiétants. L'application d'une douzaine de cautères volants sur la région du foie réussit à enrayer les accidents. Une alimentation légère put être supportée. Les forces revinrent dans une certaine proportion et permirent à la malade de se rendre aux eaux de Vichy que nous lui avions conseillées, n'ayant pas encore fondé notre établissement.

Les eaux de Vichy produisirent un effet assez satisfaisant sous le rapport de l'appétit, de la diminution de l'irritation gastrique, mais le foie conserva à peu de chose près le volume qu'il avait avant, et la santé resta toujours dans d'assez mauvaises conditions.

Mme T... fut la première malade qui vint prendre des douches dans notre établissement. Au bout de six semaines de traitement, le foie avait repris son volume normal, et Mme T... obtenait une guérison complète qui ne s'est pas démentie depuis.

Nous n'avons pas la prétention de contester aux eaux de Vichy la spécialité qu'elles ont acquise contre les maladies du foie ; leur réputation à cet égard est trop bien établie et trop justement méritée. Mais nous devons dire cependant qu'il y a bien des affections du foie contre lesquelles les eaux de Vichy ont échoué et qui guérissent très-bien par l'hydrothérapie.

Coliques hépatiques. — Les résultats que nous avons obtenus dans les diverses maladies de cet organe que nous avons eues à traiter, nous donnent à penser que les coliques hépatiques elles-mêmes, contre lesquelles les eaux de Vichy sont si efficaces, nous le reconnaissons, céderaient parfaitement au traitement hydrothérapique, avec la cause qui les produit et les congestions qui les accompagnent.

Le traitement général amènerait rapidement la cessation des troubles gastriques quelquefois si graves qui compliquent ces maladies ; et les douches locales appliquées sur la région du foie et sur les conduits biliaires seraient très-puissantes pour favoriser l'expulsion des calculs et faire disparaître les accidents qui en sont la conséquence.

On aurait recours en même temps à l'eau de Vichy en boisson à doses plus ou moins fortes.

Maladies de matrice. — Les maladies de matrice qui sont le désespoir de tant de malheureuses femmes et qui, véritables plaies de familles, sont souvent si longues et si difficiles à guérir par les médications ordinaires, guérissent parfaitement par l'hydrothérapie. On peut dire qu'elles sont sa spécialité, sa clientèle de prédilection.

Les douches générales, les bains de siége à eau courante ou dormante, les douches vaginales et les douches ascendantes sont les agents héroïques du traitement de ces affections.

Mais il faut bien se garder de recourir aux irrigations, aux douches vaginales froides, avant que par le traitement général on ait modifié la constitution, relevé les forces des malades et détourné vers la peau par une révulsion de chaque jour, renouvelée assez longtemps, le sang qu'une congestion ancienne concentrait vers l'organe malade. L'action trop excitante des douches froides intérieures entretiendrait ces congestions qui sont un des éléments les plus actifs de la maladie qu'on veut combattre ; et elles se reproduiraient d'autant plus facilement sous l'influence de la douche que la malade serait plus faible, que le sang aurait moins de richesse et de plasticité.

On doit donc se borner en commençant à n'employer que des douches générales en pluie ou en cercles, et des douches locales révulsives autour du bassin.

Vers la fin du traitement les mêmes dangers

n'existent plus ; le traitement tonique et révul-
sif a fait justice sinon complétement, en grande
partie du moins de la congestion ; et ce qui
persiste encore peut être attaqué sans inconvénient et même avec les plus grands avantages
par les douches froides internes. L'action de la
douche ne sera plus trop excitante ; elle sera
tonique et résolutive' et ramènera prompte-
ment l'organe malade à son volume naturel,
à sa position et à ses conditions physiologiques
normales.

Nous ne négligeons jamais d'associer à la
médication hydrothérapique tous les autres
moyens de traitement que réclament ces affections : régime alimentaire, toniques appropriés, cautérisation du col lorsqu'il existe des
ulcérations etc., etc., voulant faire concourir
à la guérison rapide de nos malades toutes les
ressources de l'hygiène et de la thérapeutique.

Déplacements utérins. — Parmi les affections
de l'utérus, nous devons signaler particulièrement comme étant justiciables au premier
chef de l'hydrothérapie, les déplacements utérins auxquels nous n'avons malheureusement
que des palliatifs à opposer la plupart du
temps.

Les abaissements de matrices, ainsi que ses déplacements en avant ou en arrière, anté-version, rétro-version, n'ont pas de moyen de traitement radical offrant plus de chances de succès que les douches froides vaginales et les douches ascendantes rectales.

Si les femmes atteintes de ces graves in-firmités, condamnées aux pessaires, aux ceintures et autres moyens mécaniques, veulent en appeler du supplice de ces instruments, c'est à l'hydrothérapie et aux douches que nous venons d'indiquer qu'elles devront avoir recours en même temps qu'aux douches générales.

L'eau froide redonnera du ton à ces organes auxquels le relâchement de tous les tissus a fait perdre leurs conditions d'équilibre normal, et la force ascensionnelle de la douche corrigera d'une manière mécanique l'irrégularité de leur position.

Maladies de poitrine. — Il n'y a pas de maladies qui fassent naître d'appréhension plus grande que les maladies de poitrine aussitôt qu'on propose de les traiter par l'eau froide. Il y a à cet égard une prévention très-grande non-seulement parmi le public, mais même parmi les médecins.

Cependant si on veut bien réfléchir au mode d'action de l'hydrothérapie ; si on veut bien être assuré qu'il ne se reproduit jamais de refroidissement par le fait de la douche, si froide soit elle ; si on veut bien s'en rapporter à notre expérience et à nos affirmations, que nos malades ne s'enrhument jamais pendant leur cure, et qu'au contraire ceux qui étaient sujets aux rhumes perdent cette disposition fâcheuse, et acquièrent une immunité extraordinaire contre les influences atmosphériques ; si l'on se représente aussi quelles sont les conditions anatomiques et physiologiques qui entretiennent certaines affections pulmonaires ; si l'on admet enfin que la congestion y joue, ici comme ailleurs, un rôle prépondérant ; on ne sera plus surpris que nous osions traiter ces maladies par l'eau froide, et bien plus, que nous les guérissions par l'action tonique, révulsive et dérivative des douches froides.

Il faut bien entendu pour cela que les lésions anatomiques soient susceptibles de résolution ; sans condition de curabilité en effet, l'hydrothérapie, ici comme ailleurs, ne peut obtenir que des résultats palliatifs, des améliorations passagères. L'hydrothérapie ne reconstituera pas des organes détruits par le tubercule ou rongés par le cancer ; elle pourra retarder le dénouement fatal, elle redonnera quelques mois, quelques années d'existence à des malheureux qui paraissaient voués à une fin prochaine, mais la mort finira toujours par avoir raison.

Parmi les affections pulmonaires que l'on peut traiter sérieusement par l'hydrothérapie et avec toutes chances de succès, nous citerons la bronchite au début ; mais c'est plutôt pour montrer son efficacité, car nous ne conseillons pas, bien entendu, aux malades atteints de bronchite, de venir dans nos établissements se faire soigner pour une maladie bénigne qui guérit facilement par tout autre moyen.

Nous n'avons pas la prétention d'empiéter sur le domaine de la médecine au point de vouloir tout accaparer, et de substituer dans toutes les maladies la médication hydrothérapique aux médications ordinaires. Nous faisons ressortir toute son importance et toute sa valeur pour indiquer aux malades et aux médecins, en cas d'insuccès par les moyens ordinaires, et en cas de trop longue prolongation de la maladie, une réserve puissante qui, lorsqu'elle sera appelée à donner, remportera encore des succès et de belles victoires lorsqu'on croira tout perdu, tout désespéré.

Catarrhe pulmonaire chronique. — Les bronchites chroniques, les catarrhes pulmonaires avec expectoration abondante, et disposition à l'asthme, peuvent être avantageusement traités par les bains de vapeur, les inhalations d'eau balsamique pulvérisée, les douches froides générales, les douches locales révulsives données en lame sur la poitrine, et l'eau sulfureuse d'Enghien ou de Bonnes, en boisson.

Phthisie. — La phthisie à la première période, lorsque la santé générale a déjà subi une atteinte plus ou moins grave, mais lorsque les lésions anatomiques sont encore peu avancées ; lorsqu'il n'existe surtout que des congestions péri-tuberculeuses sera combattue avec des chances assez sérieuses de succès par le traitement hydrothérapique associé à une bonne hygiène, et à tous les autres moyens reconnus efficaces dont la médecine peut disposer. C'est une modification rapide et profonde de toute l'économie qu'il faut obtenir pour enrayer cette maladie : il faut pour cela évidemment se servir des armes les plus puissantes que nous ayons à notre disposition.

Congestion pulmonaire chronique. — Les congestions pulmonaires chroniques simples, plus fréquentes peut-être qu'on ne le croit généralement, peuvent guérir par le traitement hydrothérapique dirigé de la même manière que dans le catharre pulmonaire. Nous avons obtenu l'année dernière un succès extrêmement remarquable chez un de nos malades atteint depuis douze ans d'une semblable affection.

Observation de congestion pulmonaire chronique. — Survenue à la suite d'un effort violent des organes respiratoires, cette congestion avait été constatée douze ans auparavant par M. Louis et le docteur Fleury. Elle se traduisait par des râles, sons crépitants, fins et nombreux en avant et en arrière, un défaut de sonorité et d'élasticité de la poitrine, et des crachats muco-purulents expectorés surtout le matin. Confinée au sommet du poumon droit, elle n'avait eu jusqu'alors qu'un retentissement peu profond en apparence sur la santé générale. Cependant, depuis quelque temps, surtout depuis une hémoptysie assez abondante survenue six semaines avant son arrivée ici; M. P.. avait une oppression considérable; il ne pouvait presque plus sortir de chez lui; l'appétit allait chaque jour en diminuant ainsi que les forces, et le moral s'affaiblissait en même temps que le physique. Malgré les doutes très-sérieux que devait inspirer sur sa nature une semblable affection, je n'hésitai pas à conseiller une cure hydrothérapique, qui fit réellement merveille. Au bout d'un mois de traitement la santé générale, menacée sérieusement par la lésion locale, avait repris complétement le dessus. M. P.. mangeait d'un excellent appétit; les forces étaient revenues au point qu'il pouvait faire des promenades de quatre à cinq lieues par jour; une amélioration très-remarquable se produisit également dans l'état local; la toux devint moins fréquente, les crachats moins purulents et moins abondants; je suis convaincu que si M. P.., dont la santé fortement relevée s'est du reste maintenue depuis dans d'excellentes conditions, avait pu suivre assez longtemps le traitement hydrothérapique, il eût obtenu une guérison complète.

Le traitement a consisté chez lui, en douches générales en pluie, en douches locales en lames et en pomme d'arrosoir sur la poitrine, avec quelques sudations en étuve sèche.

Maladie des reins. — Les reins, comme tous nos autres organes, sont exposés aux congestions actives ou passives. La diathèse rhumatismale, la goutte, en font quelquefois leur siége de prédilection. La fatigue, le froid, la répercussion de la sueur par un refroidissement, y déterminent des hypérémies qui sont souvent le point de départ d'affections plus graves, et que l'hydrothérapie peut être appelée à combattre avec les plus grandes chances de succès.

Congestion rénale. — Une de nos malades de la saison dernière, Mme D. âgée de 55 ans, était atteinte depuis quatre ans de coliques néphrétiques avec émission d'urines noirâtres, d'urines chargées de sang. Cette affection, considérée par la plupart des médecins qui avaient été consultés, comme une néphrite calculeuse, avait altéré profondément la santé de Mme D. Perte d'appétit, vomissements alimentaires très-fréquents, maigreur extrême, douleurs atroces presque sans interruption dans la région du rein droit, le long de l'urétère et jusque dans la grande lèvre. Tel était l'état de cette dame lorsque je la vis pour la première fois.

Comme on n'avait jamais constaté dans les urines la présence du moindre sable, du moindre gravier ; comme cette affection avait succédé à un catharre pulmonaire auquel cette dame était sujette, en même temps qu'à des douleurs rhumatismales ; je pensai que peut-être l'affection pour laquelle on nous demandait nos conseils, était entretenue par une congestion chronique ; et, prenant en grande considération l'état général de cette malade, je n'hésitai pas à conseiller l'hydrothérapie comme la seule chance de salut.

Le succès le plus complet justifia notre manière de voir. Mme D. au bout d'un mois de traitement, obtint une guérison complète qui ne s'est jamais démentie depuis. On m'a assuré que l'on n'avait constaté dans ses urines, lorsqu'elle fût retournée chez elle, ni gravier, ni calcul, dont l'expulsion aurait pu expliquer la guérison ; ce qui confirme l'opinion que j'avais émise que cette affection était de nature congestive, sans aucune complication.

Albuminurie. — Les sudations, les douches

générales et les douches locales sur la région des reins, guérissent l'albuminurie lorsqu'elle est sous la dépendance d'une congestion rénale simple.

Mais lorsque les efforts infructueux de la médecine usuelle auront donné aux altérations diverses de la maladie de Bright le temps de se produire, l'hydrothérapie ne pourra plus être évidemment qu'un traitement palliatif.

Comme il est impossible de distinguer les cas curables de ceux qui ne le sont plus ; il est donc de toute nécessité de recourir de bonne heure, et même dans le doute, à la médication hydrothérapique ; car, parmi les cas réputés incurables, il peut se faire qu'il y en ait où les lésions anatomiques soient encore susceptibles de résolution.

Diabète. — Les mêmes observations peuvent s'appliquer au diabète. On peut du reste associer à la médication, par les douches froides, le traitement par les alcalins et le régime.

Maladies du cerveau. — Nous croyons que sous l'influence de l'anémie aussi bien que sous celle de la pléthore, des congestions cérébrales peuvent se produire, et avec elles toute une série d'accidents graves, parmi lesquels la paralysie et l'affaiblissement de l'intelligence occupent le premier rang.

Une fois la distinction bien établie entre ces deux variétés de congestions cérébrales, l'anémie étant constatée, il n'y a pas de temps à perdre, car des lésions incurables peuvent se produire d'un jour à l'autre et rendre tout traitement curatif impossible.

Le ramollissement du cerveau, la démence, la paralysie générale : telles peuvent être les effrayantes terminaisons vers lesquelles la malade marchera chaque jour d'une manière progressive et fatale, quand une apoplexie foudroyante n'en sera pas le triste dénouement, si on ne parvient pas à l'enrayer par un traitement énergique. Ce traitement énergique, c'est l'hydrothérapie ; il n'y en a pas de plus sûr incontestablement.

Par son action tonique, révulsive et dérivative, elle modifie rapidement la constitution et fait disparaître la congestion qui est le danger imminent, mais il faut qu'elle soit maniée avec la plus grande prudence. Il faut que la durée et la force des douches soient bien calculées et graduées avec la plus grande attention.

Il arrive quelquefois chez ces malades , comme cela arrive aussi, du reste, quoique bien plus rarement, chez d'autres, que la douche est suivie d'une douleur de tête violente, mouvement congestif qui se produit par le fait du contre-coup sur la circulation centrale, à la suite de l'action de la douche sur la circulation capillaire et l'innervation périphériques. Lorsque cet accident survient, il serait dangereux de continuer d'administrer les douches de la même manière, il faut s'y prendre autrement.

Nous faisons alors donner pendant quatre ou cinq minutes une douche écossaise sur les extrémités inférieures, le malade étant assis. Cette douche terminée, il se lève et il reçoit sur tout le corps une douche en pluie pendant une minute, la tête étant recouverte d'une serviette mouillée pliée en double. Lorsque les forces sont devenues meilleures, que les mouvements congestifs, par choc en retour, ne sont plus à craindre, le malade reprend ses douches suivant la méthode ordinaire ; et des douches locales peuvent être données sans inconvénient, non-seulement vers les extrémités inférieures, mais même vers les parties supérieures et au voisinage de la tête. Nous associons à cette médication l'eau de la fontaine Marina, des sudations assez fréquentes, et des laxatifs renouvelés deux ou trois fois pendant la durée du traitement.

Une recommandation à faire à ces malades, recommandation très-importante, est celle-ci : c'est de prendre leurs douches avec la plus grande régularité et de ne pas suspendre leur cure avant qu'ils ne soient guéris à peu près complétement. La cessation trop brusque des douches pourrait amener une répercussion dangereuse vers l'organe malade ; nous en connaissons des exemples.

Paralysies. — Nous ne parlons ici que des paralysies survenues à la suite d'une hémorrhagie cérébrale. On ne peut recourir avec quelque chance de succès à l'action stimulante des douches froides en même temps qu'à l'électricité, que lorsqu'un temps assez long s'est écoulé depuis le jour de l'attaque, et que rien dans l'état général du malade, non plus que dans l'état de l'organe primitivement lésé, ne peut faire craindre une tendance à des congestions nouvelles, à une nouvelle hémorrhagie.

Affaiblissement de l'intelligence. — « Il est un grand nombre de malades, a dit le docteur Fleury, et nous sommes complétement de son avis, chez lesquels l'intelligence, la raison, la volonté, sont plus ou moins troublées, et qui cependant ne sont pas à proprement parler des aliénés. Placer ces malheureux dans un établissement spécial, c'est les précipiter vers la folie confirmée ; les conserver au sein de leur famille, c'est entraver le traitement et compromettre la guérison.

« Dans les cas de ce genre, les établissements hydrothérapiques deviennent une ressource inappréciable, parce que les malades y trouvent non-seulement l'isolement relatif, les soins, la surveillance nécessaires, mais encore le traitement qui présente les chances de succès les plus nombreuses et les plus sûres ».

J'ajouterai, et cette considération a une très-grande importance, que le séjour de ces malades dans nos établissements ne reste jamais pour eux une tâche indélébile, comme une séquestration même temporaire dans un asile d'aliénés. Leur avenir n'est pas compromis ; ils ont été malades, et non aliénés, distinction excessivement grave au point de vue des relations sociales, tout le monde le comprendra.

Maladies de la moelle épinière. — Ce que nous venons de dire pour les congestions du cerveau, s'applique en grande partie aux congestions de la moelle épinière. Que ces congestions soient le résultat d'un état du sang, comme dans l'anémie, ou d'un état diathétique ; syphilis, rhumatisme, goutte ; les résultats sont les mêmes : des troubles plus ou moins graves de la locomotion, paraplégie plus ou moins complète, paralysie du rectum, de la vessie, etc. Ici encore, l'hydrothérapie a une action supérieure, incontestable ; mais il faut que le traitement soit continué avec persévérance et pendant longtemps, et que les agents de la médication révulsive et stimulante soient choisis parmi les plus énergiques.

Maladies de l'estomac et des intestins. — Il n'y a pas de maladies plus fréquentes et plus variées que celles des organes digestifs.

Ces maladies ont leurs causes directes et leurs causes éloignées.

Les causes directes physiologiques proviennent du sang ou des nerfs.

Congestions et irritations chroniques dans

le premier cas ; névralgies, gastralgie, dyspepsie, vomissements nerveux dans le second.

Les causes éloignées proviennent des troubles fonctionnels ou des lésions des autres organes, troubles et lésions dont l'estomac subit l'influence beaucoup plus souvent qu'on ne le pense.

Comme nous ne faisons pas un traité de pathologie, nous devons nous borner à ces indications sommaires, qui seront suffisantes d'ailleurs pour faire voir quels sont les dérangements de la digestion stomacale ou intestinale qui sont justiciables de l'hydrothérapie.

Son action sur l'ensemble de la constitution, lorsque celle-ci est débilitée, action tonique, reconstituante ; son action spéciale sur le système nerveux périphérique et les centres nerveux eux-mêmes, expliquent les succès extraordinaires qu'elle procure dans les gastralgies, les dyspepsies, les vomissements nerveux, etc. ; de même que son action révulsive, décongestive, explique la guérison rapide des congestions et irritations chroniques de ces organes.

Les douches générales en pluie et surtout

en cercles ; les douches locales en lames et en pomme d'arrosoir ; les sudations en étuve sèche, surtout dans les affections intestinales accompagnées de diarrhée chronique ; un régime approprié : tels sont les principaux agents curatifs de ces maladies ; agents curatifs que nous ne craignons pas de placer bien au-dessus de certaines eaux minérales spécialement recommandées cependant contre ce genre d'affections.

§ III.

MALADIES DU SYSTÈME NERVEUX.

Si dans les affections que nous venons de passer en revue, affections où l'anémie et la congestion jouent le principal rôle pathologique, l'action de l'hydrothérapie admise par les uns dans toute sa puissance et dans les limites les plus étendues, est renfermée par d'autres dans des limites beaucoup trop étroites, et si cette supériorité cependant certaine n'est pas toujours reconnue ; il n'en est pas de même pour la plupart des affections du système nerveux. Tout le monde reconnaît qu'elle est ici chez elle, maîtresse absolue et sans rivale.

Nous n'aurons donc pas besoin d'entrer dans de longs détails au sujet de ces maladies ; il nous suffira de faire une énumération sommaire de celles auxquelles on l'applique le plus généralement.

Névralgies. — Les névralgies devenues chroniques à la suite de tentatives infructueuses de traitement, guérissent d'une manière prompte et sûre par l'hydrothérapie ;

Rhumatismes musculaires. — Les rhumatismes musculaires considérés comme des névralgies de nature spéciale ;

Sciatique. — La sciatique, maladie si fréquente, souvent si rebelle et si compromettante pour les fonctions locomotrices du membre qui en est le siége ;

Paralysies partielles. — Les paralysies partielles qui résultent de ces troubles nerveux trop prolongés ;

Contractures. — Les contractures ;

Pertes séminales. — *Impuissance.* — Les pertes séminales involontaires, l'impuissance.

Toutes ces affections diverses guérissent par l'hydrothérapie mieux que par toute autre médication ; et par l'hydrothérapie seule lorsque le mal, ayant duré trop longtemps, est devenu rebelle à tout autre moyen de traitement.

Les sudations, les douches générales et les douches locales plus ou moins stimulantes sur les parties malades, sont les agents principaux de la guérison.

Hystérie. Chorée. — Les grandes névroses convulsives, l'hystérie, la chorée, lorsqu'elles sont devenues constitutionnelles en quelque sorte ; que tout l'organisme dominé par elles est devenu l'esclave de leurs moindres caprices ; lorsqu'elles ont résisté à tous les autres agents de la thérapeutique, ont encore dans l'hydrothérapie une ressource suprême qui triomphe même dans des cas désespérés.

Mais il faut avec ces maladies beaucoup de persévérance ; il ne faut pas se laisser décourager si après un mois, deux mois, trois mois d'efforts, on n'a pas encore obtenu d'amélioration bien notable. Il faut quelquefois un temps bien plus long pour obtenir la guérison. Il faut que les malades en soient prévenus d'avance pour qu'ils ne perdent pas courage et qu'ils se résignent à tous les sacrifices nécessaires pour se débarrasser de ces affreuses maladies qui resteront sans cela le désespoir et le tourment de toute leur vie.

Ces remarques s'appliquent plutôt à l'hystérie qu'à la chorée, même lorsque celle-ci est de nature hystérique ; il ne faut pas un temps aussi long pour la guérir. Nous avons obtenu l'année dernière, dans un cas de ce genre, une guérison complète en six semaines de temps, chez une malade qui en était atteinte depuis quatre ans, et qui se trouvait dans les conditions de santé les plus déplorables. C'est un succès qui fait le plus grand honneur à la médication hydrothérapique ; nous allons en donner la relation succincte ; cette observation ayant été publiée d'une manière complète dans l'*Union médicale* du 10 avril dernier.

Observation de chorée ancienne guérie par l'hydrothérapie. — Mademoiselle M., de Bourmont, âgée de 30 ans, avait eu, à partir de l'âge de 15 ans, les affections nerveuses les plus graves : une toux convulsive d'une intensité effrayante pendant 7 ou 8 ans, des névralgies de toute espèce, des vomissements nerveux qui l'avaient réduite à un état de faiblesse telle, qu'elle ne pouvait presque plus se lever. Dans ces tristes conditions de santé, elle fut prise, en 1864, d'une fièvre typhoïde grave, et dans la convalescence de cette maladie, d'une chorée excessivement violente, qui résista pendant 4 ans aux traitements les plus énergiques, aux médicaments les plus actifs.

C'est en désespoir de cause qu'elle nous fut adressée par notre confrère, le docteur Collin, de Bourmont, auquel il ne restait pas d'espoir de guérison.

Voici dans quel état elle se trouvait à son entrée dans notre établissement.

Chloro-anémie des plus prononcées ; battements de cœur et oppression considérable au moindre mouvement. Les fonctions digestives sont réduites à une impuissance à peu près complète ; elle ne prend chaque jour que quelques cuillerées de bouillon et quelques cuillerées de lait. Elle ne dort plus depuis quatre ou cinq ans. Elle est reprise à chaque instant de cette toux convulsive qui ne l'a jamais quittée entièrement et qui dure sans interruption des heures entières, avec une violence dont les quintes de la coqueluche ne peuvent donner qu'une faible idée. Elle a une extinction de voix complète depuis trois ans. La sensibililé de la peau est tellement vive le long de la colonne vertébrale, que l'on ne peut la toucher en cet endroit sans provoquer une crise choréique. C'est une véritable sensitive.

Elle est reprise tous les soirs, aussitôt qu'elle se couche, d'un accès de chorée le plus effrayant qu'on puisse imaginer ; un rien suffit pour en provoquer de semblables dans la journée. Elle est devenue un modèle de tolérance de poison ; tolérance à laquelle Mithridate lui-même ne serait peut-être pas arrivé. Elle prenait tous les jours, depuis plusieurs mois, un centigramme et demi d'atropine, dose suffisante pour empoisonner au moins cinq personnes, sans en éprouver la moindre incommodité.

En moins de six semaines, les bains de vapeur suivis de douches froides générales en pluie, et de douches mobiles graduées avec le plus grand soin, amenèrent chez cette malade une guérison complète qui ne s'est pas démentie depuis.

Je ne connais personne chez qui les douches froides exercent une action plus puissante. Sa santé, si gravement compromise et pendant si longtemps, subit encore de temps en temps depuis sa guérison des atteintes qui, sans être graves, sont toujours des manifestations et comme des éclairs éloignés de son ancienne maladie ; mais à peine a-t-elle pris deux ou trois douches, que ces commencements d'orage, ces légers nuages s'évanouissent, et que sa santé se relève aussi vigoureuse qu'avant.

Le fait de cette jeune fille fait ressortir d'une manière remarquable la puissance de l'hydrothérapie et sa supériorité sur tous les autres modes de traitement.

§ IV.

MALADIES DIATHÉSIQUES.

Maladies par viciation du sang. — *Maladies miasmatiques.* — Les douches froides et les sudations, en activant les fonctions de la peau, comme organe d'excrétion, favorisent l'élimination de certains principes nuisibles qui, mêlés au sang, produisent son altération et occasionnent des maladies générales appelées diathésiques.

La scrofule, le cancer, la tuberculose, la goutte, le rhumatisme, les dartres, sont des diathèses, des maladies de toute la substance organisée, imprégnation malsaine de la trame la plus intime des tissus, produites par des altérations du sang de nature spécifique ; transmises par l'hérédité, ou causées par des lésions profondes de la nutrition, des troubles spéciaux des fonctions d'assimilation et de désassimilation.

Mise en présence de ces maladies si redoutables et aux prises avec elle, l'hydrothérapie, malgré la gravité de ces situations quelquefois désespérées, ne recule pas devant les difficultés de la lutte. Elle affirme toute sa puissance comme médication prophylactique d'abord, comme méthode de transformation constitutionnelle, lorsqu'il en est temps encore ; lorsque la diathèse n'a pas encore trop affaibli l'organisme par des manifestations écrasantes.

Elle proclame sa supériorité comme méthode curative ou au moins palliative, lorsqu'elle a à combattre des faits malheureusement accomplis ; lorsque la maladie jusqu'alors latente, a fait une redoutable explosion.

Appelant alors à son aide les agents les plus puissants dont elle dispose, les sudations et les douches froides générales et locales ; elle force l'organisme à se débarrasser des principes nuisibles qui l'obstruent, et le vicient dans ses éléments les plus nécessaires et les plus intimes. Elle est la dépuration par excellence. Elle relève en même temps les forces déprimées, ranime les fonctions languissantes, commande aux fonctions assimilatrices de reconstituer les principes du sang et de donner aux globules appauvris et diminués de l'anémie diathésique, les riches qualités qu'ils possèdent dans la pléthore. Avec ces principes nouveaux elle redonne à tous les organes la force et la vigueur qu'ils ont perdues, et produit enfin la rénovation de l'être, une véritable transformation de l'économie tout entière.

Scrofule. — Voilà le double rôle, dépuratif et reconstituant, qu'elle joue dans la scrofule, sans compter son action locale sur les engorgements glandulaires, osseux, articulaires, les tumeurs blanches, etc.

En y associant le régime, l'exercice musculaire, les médicaments spéciaux reconnus utiles, tels que l'iode, l'huile de foie de morue, les eaux ferrugineuses iodées, comme celles de la fontaine Marina, etc., on aura un ensemble de moyens qui donnera aux malades les chances les plus sérieuses de guérison.

A l'occasion de ces maladies, comme de celles qui se transmettent par l'hérédité, nous ne pouvons nous empêcher de dire qu'il y a, pour les personnes qui en sont atteintes, une obligation absolue de chercher à s'en débarrasser à tout prix.

Elles n'intéressent pas seulement les malades en effet ; elles intéressent leur descendance, elles intéressent la société tout entière.

Ce sont des maladies sociales en même temps que des maladies individuelles. Transmises par l'hérédité, elles amènent la dégénérescence de la race et le décroissement des populations. Elles font dans notre organisation sociale une tache qu'il importe de faire disparaître, ou au moins de diminuer.

Goutte. — La goutte est une maladie diathésique occasionnée par une altération particulière du sang, que les travaux les plus récents de la science ont reconnu être due à l'urée, à l'acide urique ou à l'urate de soude.

Tout le monde connaît les manifestations locales de cette maladie ; nous n'y insisterons pas. On sait qu'elle s'en prend surtout aux articulations, mais que, par une métastase aussi rapide qu'imprévue, elle se porte quelquefois sur les principaux organes et occasionne des accidents souvent très-graves.

Une fois qu'elle a pris possession d'un individu, qu'elle a pris droit de domicile dans son organisation, c'est un ennemi avec lequel il n'y a plus que des trêves momentanées, avec lequel de nouvelles luttes, de nouvelles guerres sont continuellement à craindre. Malheur à celui qui s'endort dans une confiance funeste, parce que les trêves auront été plus longues qu'à l'ordinaire, que les attaques auront été moins fortes ; le mal n'est pas désarmé pour cela, et ses premiers coups ne seront que plus terribles.

La goutte peut survenir dans les conditions les plus opposées de tempérament. Ce serait une erreur de croire qu'elle n'est le triste apanage que des personnes fortes, des tempéraments sanguins. L'hérédité y prédispose ; l'inobservation des règles prudentes et sages de l'hygiène la détermine le plus souvent.

La goutte est aiguë, sub-aiguë atonique.

Chez les personnes fortes, pléthoriques, elle est ordinairement aiguë, dans les commencements du moins. L'hydrothérapie n'a pas à intervenir chez ces malades.

Les eaux de Vichy, de Contrexeville, un régime sévère, l'exercice, quelques préparations antigoutteuses, administrées temporairement et avec précautions ; tels sont les moyens qu'on peut lui opposer en pareil cas.

Il n'en est plus de même lorsqu'elle est subaiguë ou atonique, lorsqu'elle survient chez des individus d'un tempérament faible, lymphatique, ou qu'on la trouve chez des individus épuisés par des attaques trop souvent fréquentes.

Dans ces derniers cas, soit qu'elle conserve ses manifestations articulaires, soit que sous le nom de goutte larvée, remontée, viscérale, elle compromette des fonctions importantes, l'hydrothérapie est une ressource précieuse qui n'a pas à craindre de comparaison avec les autres modes de traitement mis ordinairement en usage.

Comme médication dépurative éliminatrice, elle force les organes excréteurs à se débarrasser des principes morbides ; comme médication fortifiante, elle relève les forces vitales, rétablit le jeu des organes dans toute son intégrité, et les met à même de se débarrasser de leur ennemi ; ou au moins de lutter contre lui avec les plus grands avantages et la certitude de ne pas se laisser abattre.

Ce traitement n'exclut pas l'usage des eaux minérales naturelles appropriées aux formes de la maladie, pas plus que les médicaments spéciaux reconnus utiles, le régime, l'exercice, et toutes les sages prescriptions de l'hygiène.

Rhumatisme. — Nous ne connaissons pas encore les liens de parenté qui existent entre le rhumatisme et la goutte; nous ne savons pas s'ils ont une communauté d'origine, ou s'ils n'ont qu'un rapprochement de siége, de localisation.

Nous croyons, quant à nous, que ce sont deux maladies parfaitement distinctes au point de vue de l'altération du sang qui leur donne naissance; nous croyons que par une coïncidence qui n'est pas unique en pathologie, elles n'ont qu'une communauté de siége.

Si la confusion a pu s'établir, c'est que ces deux maladies se compliquent quelquefois l'une et l'autre, comme cela a lieu du reste pour bien d'autres affections. La goutte peut se compliquer de rhumatisme, plus souvent le rhumatisme de goutte; nous admettons un rhumatisme goutteux; mais ce sont deux affections parfaitement distinctes, je le répète.

Ces alliances impures ne sont pas rares en médecine du reste; la scrofule et le tubercule, la syphilis et la scrofule, ne font-elles pas entre elles assez fréquemment de ces combinaisons hybrides, comme en chimie différents sels se combinent entre eux par une affinité moléculaire que l'on n'explique pas, mais que l'expérience constate tous les jours ?

Le rhumatisme, comme la goutte, se porte sur les articulations et sur leurs enveloppes; sur les organes eux-mêmes; rhumatismes articulaires aigus ou chroniques, généralisés ou bornés à une seule jointure; rhumatismes musculaires, séreux, muqueux, synoviaux, tendineux, viscéraux. La mobilité et la diversité de siége sont les caractères principaux de cette maladie diathésique où l'hérédité comme dans la goutte, joue un rôle de cause prédisposante qui a une très-grande importance et qu'il ne faut pas ignorer.

Dans des circonstances particulières, le rhumatisme, comme la goutte, fait élection de domicile dans l'économie, et, une fois son siége fait, se joue de tous les efforts de la médecine usuelle, résiste à tous les traitements médicamenteux, thermaux, etc.

En désespoir de cause on recourt à l'hydrothérapie, mais il est souvent trop tard, hélas! Des lésions anatomiques telles que l'ankylose, des rétractions musculaires condamnent le malade à une incurabilité presque absolue.

C'est donc un cas de conscience pour le médecin de ne pas attendre trop longtemps l'effet incertain des remèdes ordinaires, l'hydrothérapie seule pouvant lutter avantageusement contre une maladie si grave, si rebelle, et dont les conséquences sont si terribles.

Dans cette maladie, comme dans la goutte, les bains de vapeur simples ou térébenthinés, les douches froides générales et locales sont les agents principaux du traitement. Mais, il faut être prévenu que ces guérisons sont très-longues et très-difficiles à obtenir; il ne faut donc pas se laisser décourager par la lenteur des améliorations.

Dartres. — Les dartres sont également le résultat d'une diathèse produite par une altération du sang, inconnue jusqu'alors dans sa nature intime.

Les indications de la médication dépurative

ressortent avec plus d'urgence et plus d'importance peut-être dans cette classe de maladies, que dans toute autre.

On leur a supposé des alliances, des liens de parenté avec d'autres diathèses, le rhumatisme et la goutte ; alliances que nous sommes loin de révoquer en doute, mais que selon nous on a trop généralisées.

Ces affections ont bien réellement leur autonomie, leur siége et leurs caractères propres, mais nous reconnaissons que, pour se manifester, elles profitent en quelque sorte de tous les troubles de l'organisme, lorsque celui-ci est en leur puissance ; elles deviennent une complication facile et toujours prête de nos maladies générales et même locales, des maladies des organes digestifs par exemple, la peau étant avec la muqueuse gastro-intestinale en corrélation intime de fonctions et de maladie.

Quoi qu'il en soit, ce sont des affections rebelles, qui font souvent le désespoir des malades et des médecins.

Nous croyons que l'hydrothérapie a manqué un peu à son devoir en se déclarant impuissante, ou au moins en s'attribuant un rôle trop secondaire dans ces affections.

En ne les considérant que comme le résultat d'excitations locales diverses, en ne les rattachant pas à une cause générale, diathésique, on a craint sans doute que l'action de la douche ne vînt s'ajouter à ces excitations et ne produisît une aggravation de la maladie. Cela peut être vrai dans la période aiguë de ces affections, mais cela ne l'est pas bien certainement dans la période chronique, et les occasions de cette période ne manquent pas malheureusement. Dans la période aiguë, les pratiques usuelles de la médecine rationnelle consistent dans des bains tièdes émollients, plus ou moins prolongés, dans des applications émollientes et sédatives, des laxatifs fréquents et des dépuratifs choisis dans les amers et certaines eaux alcalines peu excitantes.

Dans la période chronique, avec inflammation plus ou moins vive, nous retirons un grand avantage des douches de vapeur et des bains de vapeur administrés pendant une certaine période.

Plus tard nous ajoutons à la vapeur de nos douches les propriétés résolutives et spécifiques du soufre, du mercure et autres agents médicinaux; et nous terminons la cure par des douches froides générales et des douches locales en lame, choisissant parmi les moins excitantes.

L'action de ces douches vers la fin est plutôt tonique et résolutive qu'excitante, et nous croyons que dans ces conditions on peut obtenir de l'hydrothérapie des succès plus nombreux que ceux que l'on a obtenus jusqu'alors.

Les maladies que nous venons de décrire sont des maladies diathésiques provenant d'une altération du sang par cause interne; c'est l'organisme qui s'est infecté lui-même. Dans celles qu'il nous reste à décrire, les causes d'altération ne sont plus inhérentes à la constitution ; elles proviennent de virus, de miasmes, d'un véritable empoisonnement par des éléments étrangers.

Syphilis. — En première ligne nous citerons la syphilis, maladie virulente et infectieuse au suprême degré; véritable plaie sociale dont l'immoralité et la débauche font le prix un peu cher de leurs dangereuses fréquentations.

Si encore ces malheureuses victimes payaient seules les coupables oublis du devoir, ou les séductions irréfléchies de jouissances éphémères ; mais il n'en est pas toujours ainsi malheureusement ; une fois que l'économie est infectée par le virus syphilitique, elle a toutes les peines du monde à s'en débarrasser ; et, bien que ses manifestations soient éteintes, il reste toujours en puissance, et fait craindre pendant bien longtemps encore les dangers de sa transmission et de manifestations nouvelles. Châtiment terrible, revers affreux d'une affreuse médaille, ayant l'amour d'un côté, et de l'autre : Douleurs cuisantes, regrets, remords, quelquefois folie.

Que ne doit-on pas faire pour se débarrasser d'un pareil ennemi ? Heureusement que nous ne sommes pas désarmés en sa présence. Nous avons deux remèdes puissants : le mercure contre les accidents secondaires ; l'iodure de potassium contre les tertiaires.

Mais, combien y a-t-il de circonstances où l'habitude de leur emploi finit par rendre l'économie rebelle et complétement indifférente à leur action !

Tout n'est pas terminé cependant ; des manifestations nouvelles se produisent, accusant la continuation de la diathèse et démontrant la nécessité d'un traitement plus prolongé.

C'est dans ces conditions que l'on peut en toute confiance recourir à l'hydrothérapie. Ici encore, par l'action dépurative des sudations associées aux douches froides, elle force l'économie à rejeter au dehors les derniers restes du poison. Elle redonnera du ton et de la force à tous les organes, et facilitera l'absorption des médicaments spécifiques que l'accoutumance et l'atonie des fonctions avaient fini par rendre complétement nulle.

Elle forcera le mal, qui se tenait caché depuis longtemps dans quelque repli profond de l'organisme, attendant une occasion favorable pour se manifester, elle le forcera, dis-je, à trahir sa présence pour pouvoir mieux le combattre et l'atteindre jusque dans ses derniers retranchements.

Nous ne parlerons des autres intoxications mercurielles, plombiques, alcooliques, que pour dire que les cachexies qu'elles produisent se confondent avec l'anémie et exigent le même traitement.

Fièvres paludiques, intermittentes. — La fièvre intermittente est une maladie qui provient d'un empoisonnement du sang par les miasmes des marais, ou par ceux qui s'échappent d'un sol humide, fraîchement remué et exposé ensuite aux ardeurs du soleil. Tout le monde connaît cette maladie; on sait que le sulfate de quinine, le quinquina, en sont les remèdes spécifiques.

Mais il arrive bien souvent, surtout lorsque l'influence épidémique est très-forte et persistante, que la fièvre coupée par le sulfate de quinine une première et une seconde fois, est sujette à de nouvelles récidives à huit ou quinze jours d'intervalle, et qu'elle finit par résister à tous les remèdes employés contre elle.

Les malades tombent alors dans un véritable état cachectique, avec complications de congestions de la rate et du foie; complications qui deviennent à leur tour la cause aggravante et entretenante de la maladie.

Si l'on n'a pas voulu ou si l'on n'a pas pu recourir au début à l'action perturbatrice et véritablement jugulante des douches froides, force sera bien d'y recourir à la fin, si l'on ne veut pas voir la fièvre se prolonger indéfiniment.

Le docteur Fleury a démontré d'une manière péremptoire que l'action des douches froides est véritablement fébrifuge, si on les administre un peu avant le retour présumé de l'accès, un quart d'heure avant. Dans deux ou trois séances la fièvre est enrayée complétement et elle récidive bien plus rarement qu'après l'emploi du sulfate de quinine.

Mais, l'application exacte de cette formule nous semble assez difficile, au moins dans la pratique civile.

La fièvre revient rarement à heure fixe, elle avance plus au moins ; de sorte que l'on pourra difficilement saisir le moment favorable pour administrer la douche. On est donc forcé de s'en tenir à la médication fébrifuge ordinaire.

Mais, lorsque les récidives se produisent malgré le sulfate de quinine, lorsque l'irritabilité des organes digestifs s'oppose à la prolongation de son emploi ; lorsque des complications congestives vers la rate et vers le foie surviennent en même temps qu'un commencement de cachexie paludéenne, il n'y a pas à hésiter alors ; il faut, si on le peut, recourir sans retard à l'administration des douches froides générales et des douches locales stimulantes sur tous les organes congestionnés.

Nous voici arrivé à la fin de la tâche que nous nous étions imposée ; puissions-nous avoir atteint notre but : être utile aux malades en leur recommandant avec conviction la médication si simple et si efficace dont l'eau froide est la base, et contribuer le plus possible à sa propagation.

FIN.

TABLE DES MATIÈRES

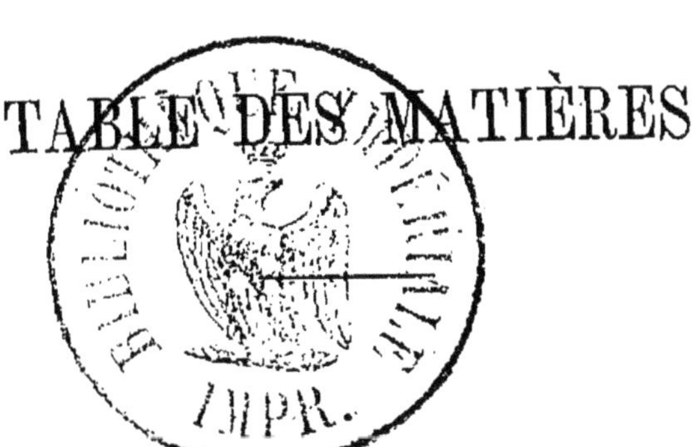

FIN DE LA TABLE.

Bar. — Typ. L. Guérin et Cᵉ